belleza universal

La guía de belleza
Miss Universo

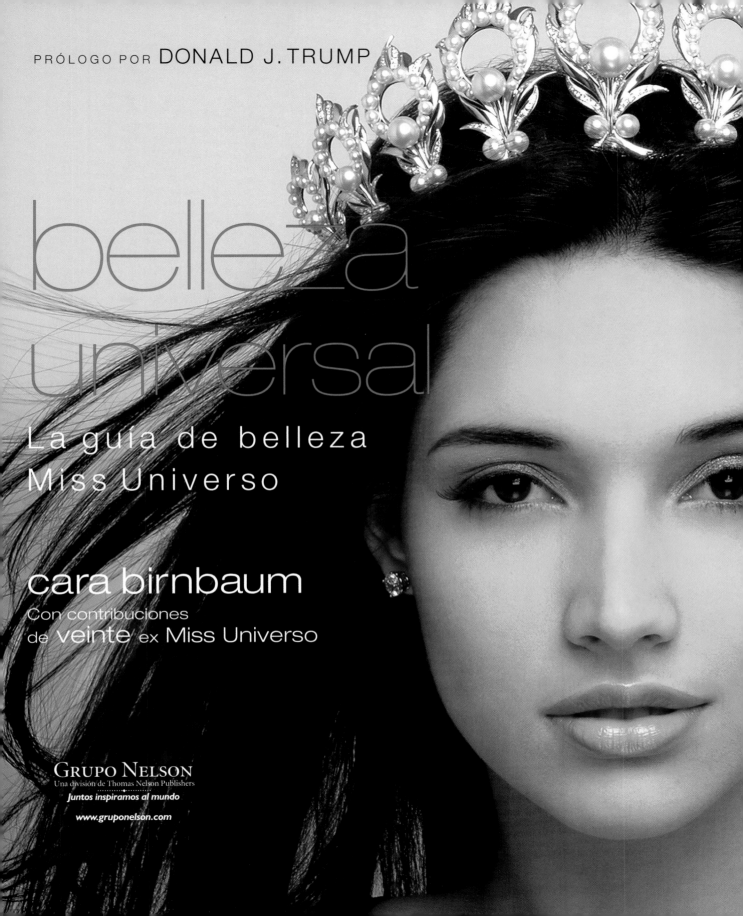

PRÓLOGO POR DONALD J. TRUMP

belleza universal

La guía de belleza Miss Universo

cara birnbaum

Con contribuciones
de **veinte** ex Miss Universo

GRUPO NELSON
Una división de Thomas Nelson Publishers
Juntos inspiramos al mundo

www.gruponelson.com

Editora en jefe: Graciela Lelli

Traducción al español: Omayra Ortiz y Lesvia E. Kelly

Tipografía versión en español: Grupo Nivel Uno, Inc.

Créditos fotográficos aparecen en la página 223, los cuales constituyen una continuación de esta página de derechos.

Ilustraciones: Annie-France Giroud (representada por American Artist Reps, Inc.)

Directores creativos: Jessica Feder y Frank Szelwach

Diseñadores: Bill Chiaravalle, DeAnna Pierce, Mark Mickel, Brand Navigation, LLC.

ISBN: 0-88113-000-1

Impreso en los Estados Unidos de América

2ª Impresión

Si bien recorremos el mundo para encontrar lo bello,

debemos llevarlo con nosotros o no lo encontraremos.

—Ralph Waldo Emerson

● ● ●

A todas las poseedoras del título que han representado,

y continúan representando

la Organización Miss Universo tan maravillosamente,

¡gracias por ser bellas, por dentro y por fuera!

CONTENIDO

RECONOCIMIENTOS

El certamen Miss Universo es un hermoso trabajo en conjunto que une a hombres y mujeres a través de todo el globo, desde el equipo de camarógrafos hasta los oficiales de gobierno y las bellísimas mujeres que compiten por la corona. Así que es muy apropiado que esta obra también sea resultado de un verdadero trabajo de equipo. Aunque es imposible agradecer individualmente a todos los involucrados, me gustaría mencionar a algunos de ellos.

Primero, las más sinceras gracias a todas las poseedoras del título, pasadas y actuales, por soportar las largas entrevistas y compartir secretos de belleza que ni siquiera sus esposos conocen. Destaquemos algunos: Natalie Glebova reveló cómo caminar en tacones altos, Jennifer Hawkins nos dijo por qué raras veces sufre de manchas, Brook Lee y Margaret Gardiner nos comentaron sobre sus excepcionalmente sencillas y fáciles rutinas para arreglarse el cabello, Porntip «Bui» Nakhirunkanok Simon y Martha Vasconcellos nos dieron detalles de por qué nunca salen sin protector solar, Angela Visser nos envió unas fotos adorables de su hija, Wendy Fitzwilliam nos bosquejó sus secretos para mantener su piel hidratada durante los viajes en avión, Maritza Sayalero habló poéticamente sobre el lápiz labial e Yvonne Agneta-Ryding meditó sobre sus largas caminatas por el bosque.

Gracias a nuestro sabio y maravilloso grupo de expertos, que aportaron una mina de información sobre cómo mantener el cuerpo bello y saludable de pies a cabeza. Entre ellos, los maquilladores B.J. Gillian de CoverGirl y Linda Rondinella-Osgood; la dermatóloga Cheryl Thellman-Karcher; el estilista John Barrett; el experto colorista capilar William Howe; los dentistas Allyson K. Hurley y Radford Y. Goto; los gurúes de estilo de la Organización Miss Universo Billie Causieestko y David Profeta; y la manicurista Jin Soon Choi.

Este libro no sería nada sin los fotógrafos y artistas que tradujeron páginas de maravillosos consejos en deslumbrantes fotografías e ilustraciones. Y finalmente, gracias a mi esposo, Jake Harmon, por siempre hacerme reír cuando los plazos de entrega estaban por cumplirse. Después de todo, tal y como Sylvia Hitchcock Carson (Miss Universo 1967) expresó tan bien, reírse es el mejor de los secretos de belleza.

—Cara Birnbaum

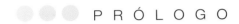

Las mujeres hermosas son uno de los mayores placeres de la vida, tal vez el mayor de ellos, por lo menos en lo que a mí respecta. Si bien he escrito mucho sobre el arte de los negocios, también creo que la belleza es un arte. Como cualquier otra expresión artística, debe ser celebrada y admirada.

Los sondeos de televisión del certamen Miss Universo, del que he sido dueño desde 1996, indican que el mundo está muy interesado en las mujeres bellas. No me sorprende demasiado, pero me agrada mucho saber que tengo bastante compañía. Esta es una de las razones por las que he decidido presentar para el consumo mundial *Belleza Universal: La guía de belleza Miss Universo*.

Al igual que con todas mis empresas, he decidido que sólo lo mejor es aceptable. Por eso en las páginas que siguen presentamos lo mejor en lo que respecta a la belleza. El certamen Miss Universo se ha convertido en las Naciones Unidas del glamour y esta obra refleja el aspecto global y la influencia del más codiciado de todos los certámenes de belleza.

El primer certamen Miss Universo se llevó a cabo en 1952. Fue uno de los primeros exhibidores de la verdadera diversidad, y ha servido para dar forma y ampliar la noción de belleza que tenemos hoy. Actualmente está en la cima; es el icono de todos los certámenes de belleza. No produzco nada que no sea lo mejor o lo más exclusivo, y este certamen refleja ese estándar. Como también este libro.

En las siguientes páginas hallarás la historia en gráficas del certamen Miss Universo, podrás echar un vistazo a eventos del certamen que ocurren tras bastidores, recibirás consejos de belleza de expertos afiliados a la organización además de instrucciones detalladas para aplicar secretos de belleza profesionales en tu vida diaria. Cada día es un evento, seas o no Miss Universo, y este libro te ayudará a alcanzar esa imagen que hace de Miss Universo el título más anhelado en el mundo de la belleza.

Disfrútalo, aprende y sumérjete en el arte de la belleza. Esta es, en gran medida, un tesoro. Un tesoro que puedes desarrollar y realzar leyendo *Belleza Universal: La guía de belleza Miss Universo*.

—Donald J. Trump

belleza universal

La guía de belleza
Miss Universo

certamen de belleza

certamen Miss Universo: ayer y hoy

Hoy, el certamen Miss Universo es reconocido como la exhibición de las mujeres más glamorosas, despampanantes y con más desenvoltura en el mundo entero. Por eso es difícil creer que comenzara en 1952 como una propaganda publicitaria para la compañía de vestidos de baño Catalina. Veintinueve mujeres, vestidas en trajes de baño blancos de una pieza se disputaron la corona aquel día en Long Beach, California. Durante las semanas previas al gran certamen, las concursantes viajaron primero a la ciudad de Nueva York, donde algunas de ellas degustaron *hot dogs* [pan con salchichas] por primera vez. Vieron un partido de los Yankees, se hospedaron en el exclusivo Hotel Plaza y luego abordaron un jet de Pan Am en dirección a la costa oeste. En el certamen, Armi Kuusela, una estudiante de secundaria de dieciocho años, ganó la corona Romanoff que antes había pertenecido a un zar ruso. La corona fue creada con no menos de 1,529 diamantes con un peso combinado de 300 quilates.

La corona que hoy se usa en el certamen de Miss Universo tampoco es liviana. Valorada en aproximadamente $250,000, la deseada tiara Mikimoto tiene 800 diamantes y 120 perlas, e incluye un empaque blindado para resistir los rigores y los riesgos de seguridad de los constantes viajes en avión. El número de concursantes que compite por esta corona se ha elevado dramáticamente a ochenta y cinco. Y aquellos trajes de baño blancos de una pieza que comenzaron todo son bastante recatados comparados con los biquinis blancos y el desfile de esbeltas concursantes actualmente. Pero una cosa no ha cambiado durante el pasado medio siglo. Año tras año, Miss Universo nos recuerda la gloriosa belleza de la diversidad.

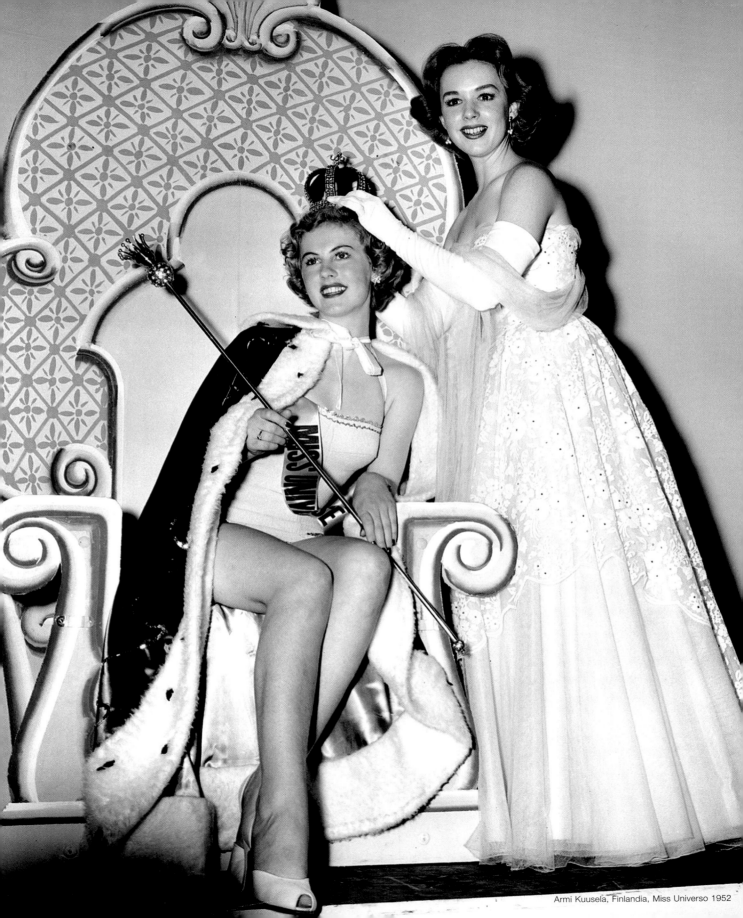

Armi Kuusela, Finlandia, Miss Universo 1952

la belleza a través de los años

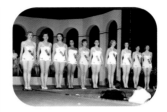

1952
La compañía de trajes de baño Catalina crea y auspicia el primer certamen Miss Universo y el primer Miss Estados Unidos como eventos concurrentes en Long Beach, California. Los protagonizan veintinueve concursantes y no son televisados.

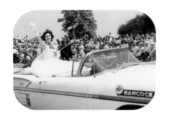

1957
La peruana Gladys Zender se convierte en la primera Miss Universo latinoamericana y se presenta en el Show de Ed Sullivan.

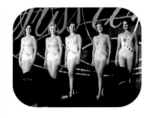

1960
El certamen Miss Universo se traslada a Miami Beach, Florida, y hace su debut en televisión en la cadena CBS.

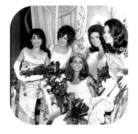

1967
Tal vez inspirado por el éxito musical *Hair*, el certamen Miss Universo levanta la prohibición del uso de pelucas.

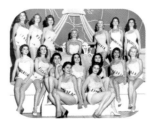

1956
Ya no se les permite a las concursantes casarse antes o durante el año siguiente de su reinado.

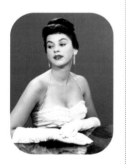

1958
Luz Marina Zuluaga gana el título y el gobierno colombiano la premia con una mansión de diez dormitorios. Se crean en su honor tres estampillas postales, tres canciones nacionales y un lápiz labial Max Factor.

1961
La entonces joven celebridad de televisión, Johnny Carson, animaba el certamen.

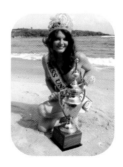

1972
Comienza la trasmisión televisiva del certamen desde lugares exóticos alrededor del mundo. Puerto Rico es el primer participante del área no continental de los Estados Unidos.

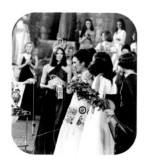

1973

Imelda Marcos, primera dama de las Filipinas, le pide al ejército que plante nubes monzónicas en un esfuerzo por disipar una tormenta que amenaza con cancelar el certamen Miss Universo.

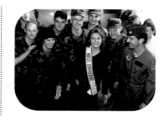

1990

La primera concursante en representación de Rusia participa en el certamen Miss Universo.

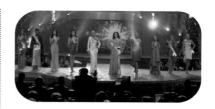

2001

Miss Universo y Miss Estados Unidos celebran sus cincuenta aniversario.

2003

NBC se convierte en copropietario de la Organización Miss Universo y el certamen Miss Universo debuta en vivo en la cadena NBC desde Ciudad de Panamá, en Panamá.

1984

El certamen Miss Universo regresa a Miami luego de una ausencia de doce años.

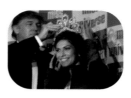

2002

Oxana Fedorova es despojada del título Miss Universo 2002 por no cumplir con sus obligaciones. La primera finalista, Justine Pasek es coronada Miss Universo 2002 por el dueño del certamen, Donald J. Trump en una de las conferencias de prensa más concurridas celebradas en el Trump Tower.

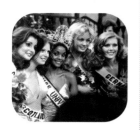

1977

Janelle Comissiong (Miss Trinidad y Tobago) se convierte en la primera mujer de color en ganar el título de Miss Universo.

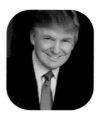

1996

Donald Trump compra la Organización Miss Universo.

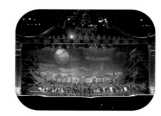

2005

El certamen Miss Universo rompe su propio récord trasmitiéndose a 170 países y territorios.

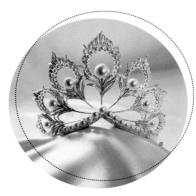

ganadoras del título miss universo

● ● ● ● ●

1952	1953	1954	1955	1956	1957

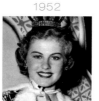   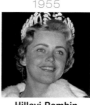 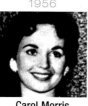

Armi Kuusela Finlandia	**Christiane Martel** Francia	**Miriam Stevenson** EE.UU.	**Hillevi Rombin** Suecia	**Carol Morris** EE.UU.	**Gladys Zender** Perú

1958	1959	1960	1961	1962	1963

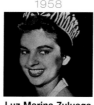   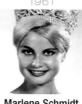 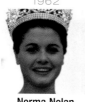 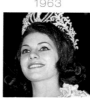

Luz Marina Zuluaga Colombia	**Akiko Kojima** Japón	**Linda Bement** EE.UU.	**Marlene Schmidt** Alemania	**Norma Nolan** Argentina	**Ieda Maria Vargas** Brasil

1964	1965	1966	1967	1968	1969

 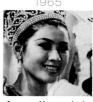 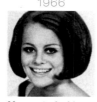 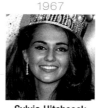 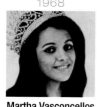 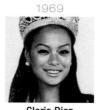

Corinna Tsopei Grecia	**Apasra Hongsakula** Tailandia	**Margareta Arvidsson** Suecia	**Sylvia Hitchcock** EE.UU.	**Martha Vasconcellos** Brasil	**Gloria Diaz** Filipinas

1970	1971	1972	1973	1974	1975

  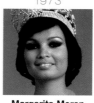 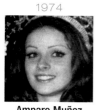 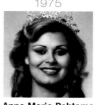

Marisol Malaret Puerto Rico	**Georgina Rizk** Líbano	**Kerry Anne Wells** Australia	**Margarita Moran** Filipinas	**Amparo Muñoz** España	**Anne Marie Pohtamo** Finlandia

1976	1977	1978	1979	1980	1981
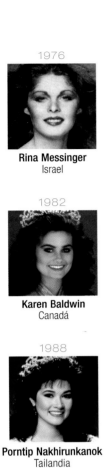		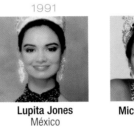	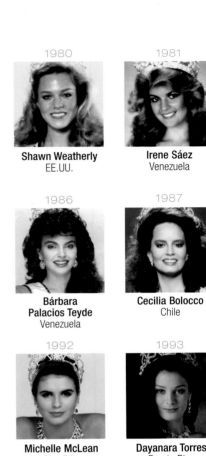		
Rina Messinger Israel	**Janelle Commissiong** Trinidad y Tobago	**Margaret Gardiner** Sudáfrica	**Maritza Sayalero** Venezuela	**Shawn Weatherly** EE.UU.	**Irene Sáez** Venezuela

1982	1983	1984	1985	1986	1987
	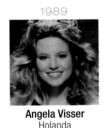	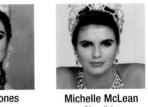	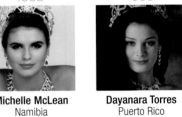		
Karen Baldwin Canadá	**Lorraine Downes** Nueva Zelanda	**Yvonne Ryding** Suecia	**Deborah Carthy-Deu** Puerto Rico	**Bárbara Palacios Teyde** Venezuela	**Cecilia Bolocco** Chile

1988	1989	1990	1991	1992	1993
	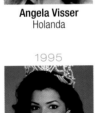		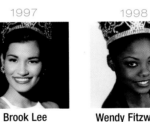		
Porntip Nakhirunkanok Tailandia	**Angela Visser** Holanda	**Mona Grudt** Noruega	**Lupita Jones** México	**Michelle McLean** Namibia	**Dayanara Torres** Puerto Rico

1994	1995	1996	1997	1998	1999
	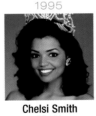			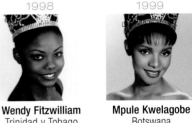	
Sushmita Sen India	**Chelsi Smith** EE.UU.	**Alicia Machado** Venezuela	**Brook Lee** EE.UU.	**Wendy Fitzwilliam** Trinidad y Tobago	**Mpule Kwelagobe** Botswana

2000	2001	2002	2003	2004	2005
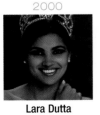	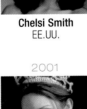 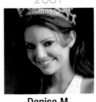	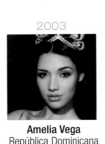	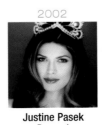	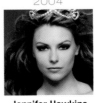	
Lara Dutta India	**Denise M. Quiñones August** Puerto Rico	**Justine Pasek** Panamá	**Amelia Vega** República Dominicana	**Jennifer Hawkins** Australia	**Natalie Glebova** Canadá

belleza tras bastidores

Si estás compitiendo para que te coronen como la mujer más bella del planeta, tal vez no haya un lugar más difícil para hacerlo que en Bangkok durante el mes de mayo. La temperatura matutina asciende a los noventa grados [32º C], bastante para derretir cualquier maquillaje, y al mediodía el sol es lo suficientemente caliente como para transformar el cutis más envidiable en uno manchado y quemado en cuestión de minutos. Todo se combina para crear un húmedo y ardiente bosque pluvial urbano capaz de obstruir cualquier poro.

Así que cuando la bulliciosa metrópolis de Tailandia fue la anfitriona del certamen Miss Universo en mayo del 2005, los productos e instrumentos de belleza estuvieron en el centro del escenario... tras bastidores, claro está. Mientras ochenta y una de las mujeres más deslumbrantes del mundo se preparaban para saludar a una audiencia de mil millones de televidentes, sus camerinos estaban cubiertos con nubes de aerosol para el pelo, los maquillajes compactos de CoverGirl volaban como platillos y las planchas para alisar el pelo se deslizaban por los rizos rebeldes a la velocidad del sonido. En el momento en que las jóvenes subieron al escenario para su número de baile de apertura ya estaban listas para las cámaras. El cutis color caramelo de Magdalene Walcott (Trinidad y Tobago) se veía radiante y perfecto. Los largos mechones de pelo de leva Kohorevica (Latvia) caían en suaves ondas sobre sus hombros. Y aunque Natalie Glebova (Canadá) se había levantado a las tres de la madrugada durante las tres semanas anteriores —con frecuencia después de asistir a fiestas a altas horas de la noche junto a sus otras embajadoras de la belleza— no tuvo ningún problema para impresionar a los jueces, que la premiaron con la codiciada corona Mikimoto. «Llamó mi atención desde el principio; tenía un resplandor especial, energía y un gran carisma», dijo la modelo Heidi Albertsen, que formó parte del panel de jurados en el 2005.

Pero seamos sinceros, Heidi sabe mejor que nadie que cuando se trata de seducir al reflector, un equipo de expertos con algunos trucos bajo la manga ciertamente no hace daño. Nos infiltramos en los camerinos para espiar cómo las mujeres más bellas del planeta se preparan para las cámaras.

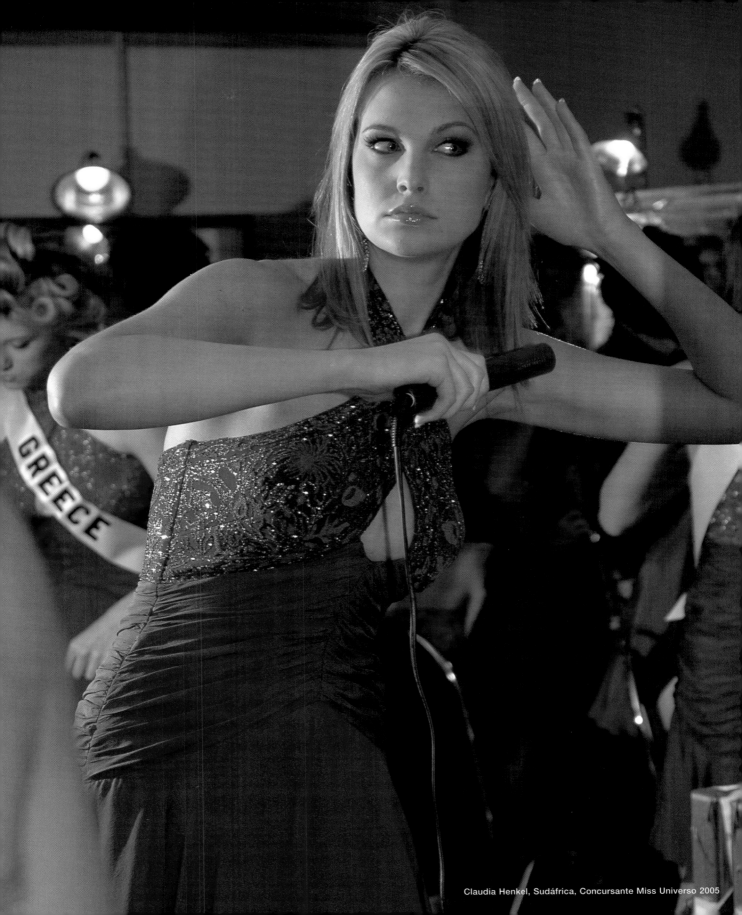

GREECE

Claudia Henkel, Sudáfrica, Concursante Miss Universo 2005

poros, brillo y otras palabras detestables

En un mundo ideal, el cutis para un certamen de belleza es un lienzo suave y perfecto. En otras palabras, no debiera presentar ni un indicio de grasa, acné, ni siquiera poros evidentes, aun cuando el pronóstico del tiempo anuncie temperaturas de cien grados (38º C) y cien por ciento de humedad, como ocurrió en Bangkok en el 2005. Linda Rondinella-Osgood, coordinadora de cabello y maquillaje de Miss Universo, revela su receta tras bastidores para un cutis perfecto.

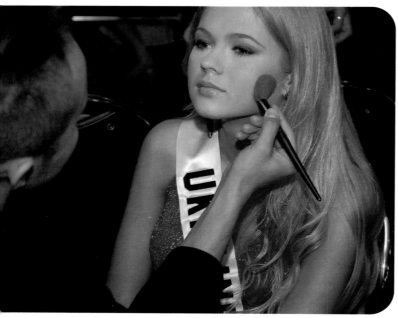

Juliya Chernyshova, Ucrania, Concursante Miss Universo 2005

Comienza por la limpieza.
«Siempre me aseguro de empezar con un rostro recién lavado», dice Rondinella-Osgood, que prosigue con un algodón saturado con astringente para asegurarse que todos los poros están libres de impurezas y residuos de productos.

Aplica crema hidratante.
Quieres hidratación... pero sólo donde es necesaria. Debido a que el maquillaje se verá blanquecino y disparejo si se aplica sobre un cutis escamoso, suaviza las áreas resecas con una gota de loción sin aceite y no la apliques en el resto de la cara para que más tarde no se vea grasosa.

Selecciona la base correcta.
Asegurar que la piel se vea tan perfecta durante los últimos cinco minutos del certamen como se vio durante los primeros cinco requiere una base diseñada específicamente para que resista luces calientes y condiciones propensas a producir sudor; en otras palabras, fórmulas profesionales. «Yo uso las bases de Gerda Spillman», comenta Rondinella-Osgood. «Sus colores se ajustan prácticamente a cualquier tono de piel que existe, y eso es lo que hace falta en un show con la diversidad de Miss Universo. La consistencia no es demasiado espesa ni muy aguada y cubre cualquier cosa que te moleste».

Aplícala correctamente.
Tras bastidores, donde los maquilladores pueden llegar a tocar más de veinte rostros en dos horas, la base se aplica con una esponja limpia y seca, evitando así que se propaguen bacterias como ocurre con la punta de los dedos. Esta se difumina sobre todo el rostro, extendiéndose hasta el cuello.

Disimula los extras.
Aquellos sin entrenamiento en el arte de maquillar probablemente debieran mantenerse usando los correctores que corresponden a nuestro color de piel, pero profesionales como Rondinella-Osgood emplean una fórmula de tonalidad naranja que neutraliza los círculos oscuros y azulados de debajo de los ojos, y otra color marrón amarillenta para cubrir marcas rojas como de granitos o ramificaciones de venas. «Luego la mezclo, mezclo y mezclo», comenta.

Sella el trabajo. El gran secreto para prevenir que se «derrita» el maquillaje cuando la competencia entra «en calor»: en lugar de sólo aplicar algo de polvo suelto traslúcido sobre el rostro, usa una brocha grande para sellarlo realmente en el cutis.

No olvides el colorete. Una suave capa de colorete es otro requisito obligatorio para evitar que el rostro desaparezca bajo las luces del reflector. Antes de salir sonriendo al escenario, las concursantes de Miss Universo sonríen para el maquillador, un gesto que revela el contorno de sus pómulos. Entonces, con un movimiento circular, se aplica el colorete en polvo en el rostro de cada concursante (rojo fuerte para piel oscura, rosa pálido para tez clara y un tono frambuesa para piel oliva), y luego se difumina en forma ascendente hacia el área de la sien.

hecho con sombra

Tal vez las bellezas mundiales que compiten por la corona han sido bendecidas con una estructura ósea excepcionalmente buena, pero muy a menudo también han recibido un poco de ayuda externa. Con frecuencia, los maquilladores de televisión usan una tonalidad más oscura que la base para dar otra forma a la línea de la quijada, la nariz y los ojos.

Achica una nariz larga. Aplica polvo de contorno con una brocha de la mitad de la nariz hacia abajo.

Afina una nariz ancha. Sombrea cualquiera de los lados.

Ten cuidado. La mayoría de los expertos dice que intentar el contorno facial es demasiado arriesgado para la vida diaria pues las líneas del maquillaje oscuro podrían terminar pareciendo sucio.

verdad universal

Para evitar que la piel luzca cansada bajo las luces brillantes, Rondinella-Osgood usa la base con un tono más oscuro que la piel.

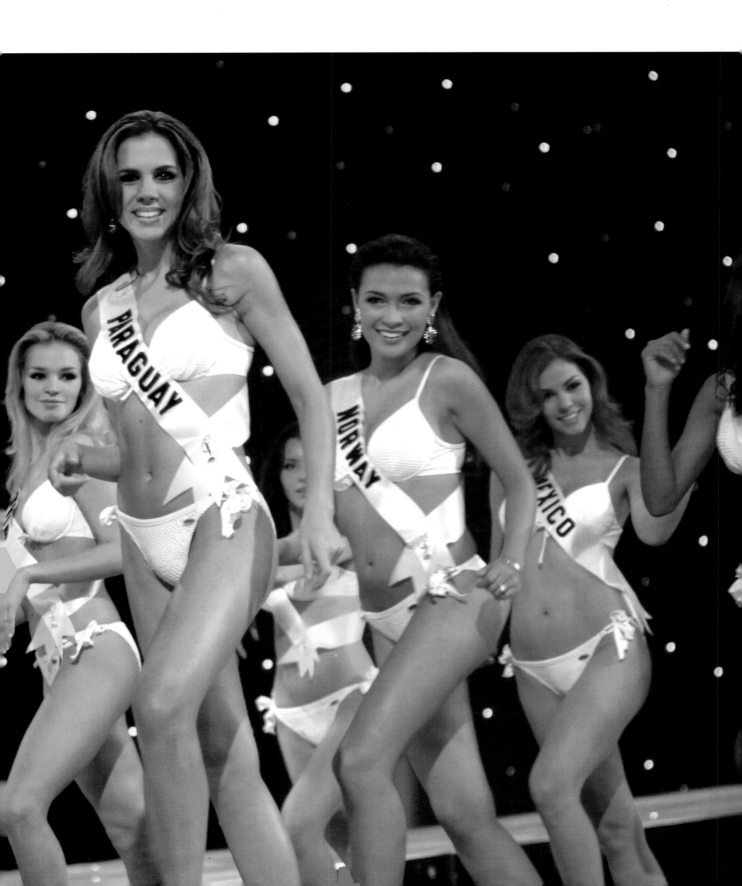

tiempo de resplandecer

Para el momento en que las ves en televisión, las concursantes de Miss Universo ya han pasado tres semanas extenuantes en ensayos de baile, yendo y viniendo a distintas actividades y adaptándose a los difíciles cambios de horario entre los viajes. Entonces, ¿cómo es posible que se vean tan radiantes el día del certamen? «Duermo entre un evento y otro... y a veces en ellos mismos», comentó una concursante reciente de Trinidad y Tobago.

Aquellas que no pueden acostarse, al menos pueden buscar algo en su cartera de cosméticos. Trata estos prácticos consejos.

Haz resplandecer tu rostro con una crema iluminadora.
Esta crema o polvo con un leve asomo de brillo puede hacer que un rostro cansado se vea renovado y despierto. Los maquilladores aplican una cantidad mínima de crema iluminadora a lo largo de la parte superior de los pómulos y a lo largo de las cejas. Advertencia: un brillo obvio puede distraer la atención y resultar desastroso en televisión. Si alguien puede decir que estás usando una crema iluminadora, significa que utilizaste demasiada.

Acentúa los ojos.
Para hacer que los ojos se vean más brillantes y alertas, Rondinella-Osgood aplica bajo los mismos un polvo que sea un tono más claro que la base y luego lo difumina en movimiento ascendente hacia las pestañas. Incluso, algunos maquilladores añaden iluminación usando un lápiz blanco debajo de las pestañas inferiores.

Añade pestañas postizas.
Los expertos del escenario muy rara vez permiten que una aspirante a Miss Universo suba al escenario sin pestañas postizas. Aunque las que vienen en forma de tirilla tienden a añadir mucho peso, los grupos individuales de pestañas colocados cerca de las esquinas exteriores alegran los ojos al instante. Una vez que el pegamento está seco, toda la tirilla se riza con un rizador de pestañas.

Alarga tus pestañas.
La máscara es absolutamente necesaria. Tres capas es usualmente el mínimo antes del show. Para aplicarla sin afectar el resto de la cara, Rondinella-Osgood les pide a las chicas que cierren los ojos y luego coloca un papel facial liso debajo de las pestañas y sobre la mejilla. «De esta forma puedo darme gusto aplicando máscara encima de las pestañas, rizándolas hacia arriba con la brocha».

un cuerpo mejorado

Cuando preguntamos cuántos ejercicios abdominales, cuclillas y kilómetros en la bicicleta fija tienen que sudar durante las últimas semanas antes del gran día, la mayoría de las chicas que entrevistamos en Bangkok en el 2005 admitió que la respuesta era cero. Así que hicimos tarea de detectives tras bastidores para descubrir cómo compensan esos días perdidos en el gimnasio.

Descubierto. Bronceado falso. Fiona Hefti (Suiza) lució un resplandor dorado que luego admitió era falso. «Esa fue la primera vez que usé un auto-bronceador. Me lo puse hace dos días», comentó. Muy lista la chica. Cuando se tiene una piel pálida, hasta el mínimo exceso de piel puede hacerse obvio.

Descubierto. Loción con brillo. La loción con brillo reapareció en el escenario cuando Chananporn Rosjan (Tailandia) untó generosamente loción para el cuerpo Cranberry Shimmer Body Shop por todas sus piernas y brazos. Un toque de brillo (una vez más, la palabra clave es «toque») puede lograr que las pantorrillas, los brazos y los músculos abdominales se vean más tonificados y definidos.

Descubierto. Cinta adhesiva doble faz. Casi todas las chicas la usaron, posiblemente el lugar más común fue debajo de la parte inferior del biquini para evitar que se subiera al caminar.

Descubierto. Maquillaje para el cuerpo. Para ocultar contusiones y pequeños grupos de venitas, los expertos aplican una capa gruesa con un rodillo. La línea preferida de cremas correctoras para marcas en el cuerpo de Rondinella-Osgood es Joe Blasco. Ella aplica pequeños puntos de la crema sobre la imperfección, la difumina bien y luego la sella con polvo suelto.

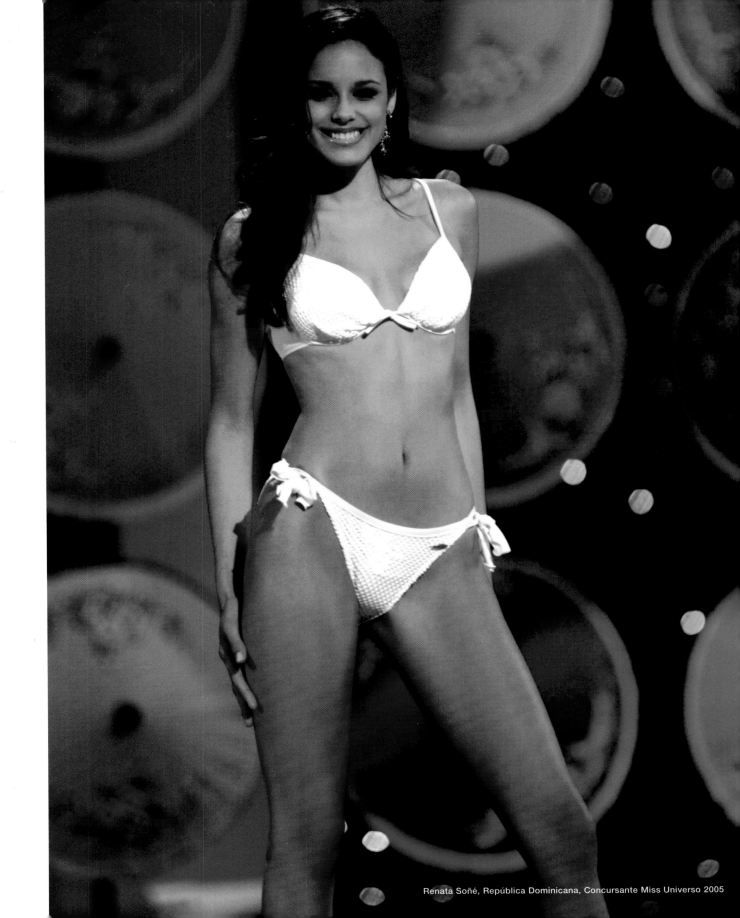

Renata Soñé, República Dominicana, Concursante Miss Universo 2005

cuenta regresiva hacia la belleza

El camino hacia la corona de Miss Universo siempre ha sido una forma de arte. Y en ningún lugar esto es más evidente que tras bastidores, donde una capa adicional de máscara o unas tenazas de rizado en el ángulo apropiado pueden aumentar o eliminar las oportunidades de una concursante. He aquí un vistazo a algunos de los mejores momentos de belleza antes del certamen.

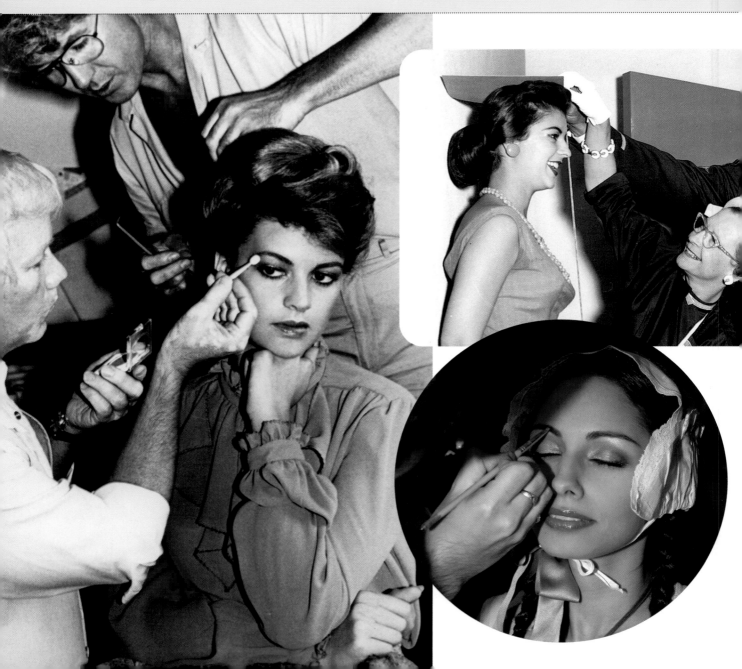

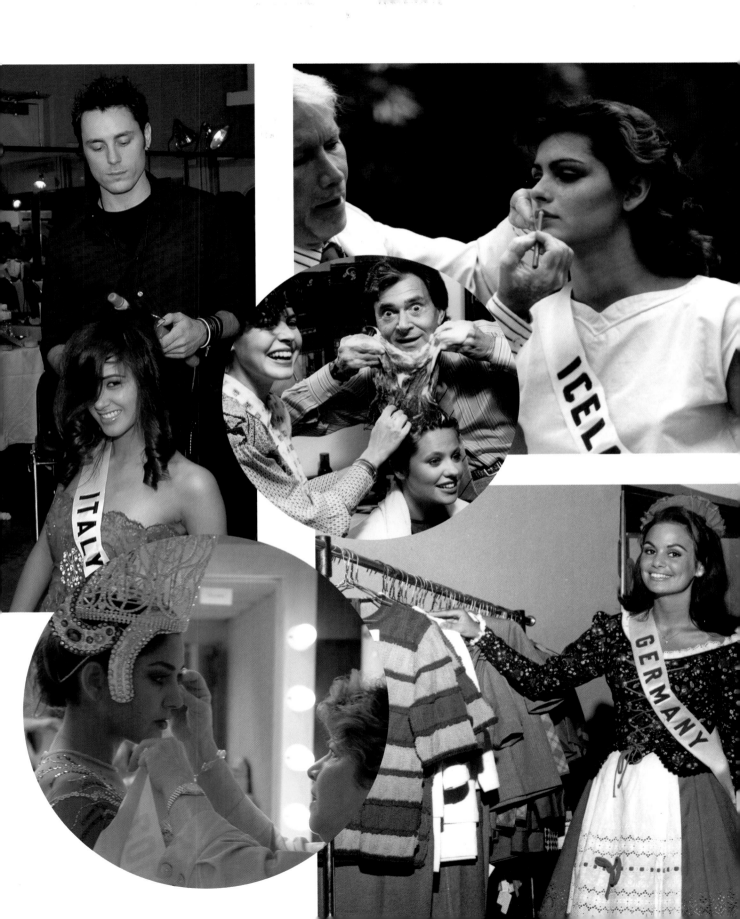

toques finales

Miss Universo es una celebración de la diversidad y no pretende transformar sus bellezas internacionales en muñecas Barbie idénticas. Así que los maquilladores examinan a las veinticinco concursantes como individuos, realzando así los mejores rasgos para alcanzar la apariencia más halagüeña y natural posible. Para evitar que el rostro se vea poco elegante o exagerado, los expertos se enfocan sólo en un área del mismo (típicamente los ojos o los labios) y usan el mínimo color posible en el resto.

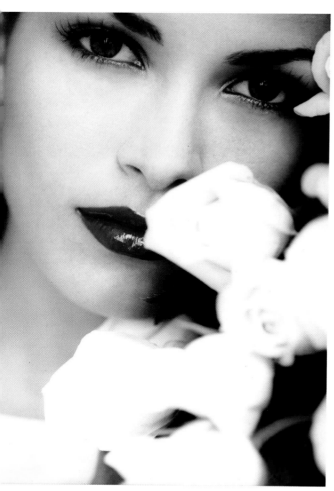

Justine Pasek, Panamá, Miss Universo 2002

¡alerta brillo!

Si el exceso de brillo deletrea peligro en el rostro, es categóricamente mortal en los labios. Los reflectores y las cámaras magnifican el brillo, transformándolo en una distracción para los jueces, especialmente si termina debajo de los labios y se extiende hasta la barbilla. «¡Va a parecer que te estás babeando!», advierte Linda Rondinella-Osgood. Peor aún, con todo el baile y el movimiento de cabeza, es sólo cuestión de tiempo antes que el pelo se pegue a la boca, provocando que la pegajosa sustancia brillosa se riegue hasta la mejilla... una apariencia nada bonita. Los expertos aconsejan escoger fórmulas livianas y no pegajosas, y sólo aplicar una capa a la vez.

lápiz labial en su sitio

El truco de reina de belleza para mantener el lápiz labial en su sitio:

1. Sonríe, luego delinéate la boca con un lápiz para labios.

2. Usa ese mismo lápiz para pintarte los labios y así prevenir que más tarde sólo quede en tus labios esa línea exterior.

3. Termina con un lápiz labial que combine, y luego con un toquecito de brillo que no sea pegajoso.

4. Para mayor duración, aplica polvo suelto sobre el delineador y debajo del lápiz labial.

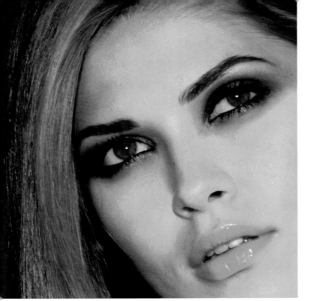

Justine Pasek, Panamá, Miss Universo 2002

ojos espías

Los maquilladores que trabajan tras bastidores tienen a su disposición una enorme gama de sombras para ojos. Sin embargo, independientemente de los colores que seleccionen, por lo general la manera de aplicarlos sigue una fórmula estándar.

1. Selecciona dos sombras que armonicen; una más clara y otra más oscura.

2. Humedece ligeramente la brocha de la sombra para ojos, pásala por la sombra más clara y luego aplica una capa fina del color por todo el párpado hasta las cejas.

3. Pasa la brocha por el color más oscuro y dibuja una línea difusa desde el centro del borde de las pestañas (donde está la pupila) hasta la esquina exterior del ojo, y luego hacia arriba en dirección al centro del pliegue del ojo. (La sombra debe parecer como una letra V invertida en un extremo.)

4. Difumina el área del ojo completa para borrar cualquier línea evidente.

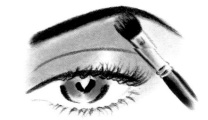

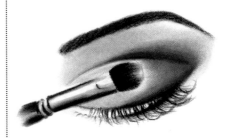

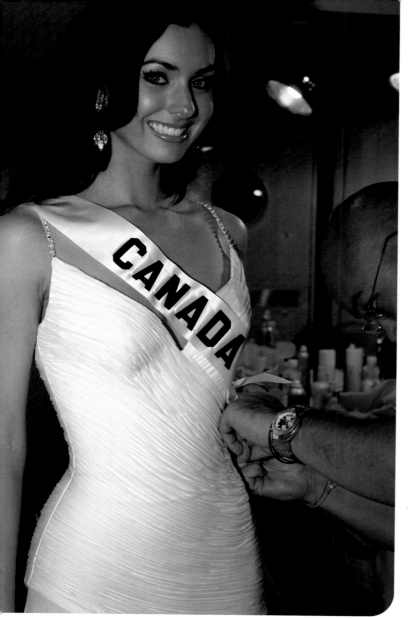

Natalie Glebova, Canadá, Miss Universo 2005

titulares

Lo admitimos, hasta hace poco las reinas de belleza eran célebres tanto por sus cabellos tiesos como por sus imperturbables sonrisas. Hoy, los dientes blanco perlado todavía están muy de moda, pero los estilos de peinado rígido han desaparecido. «Las participantes de certámenes de belleza solían tener algo así como un aire de Barbie», reconoce John Barrett, el gurú del cabello de la ciudad de Nueva York y experto obligado de las reinantes Miss Universo. «Pero en los últimos tres o cuatro años definitivamente se han soltado bastante. Las concursantes tienden a verse como mujeres comunes y corrientes, pero muy hermosas. La mayoría de ellas tiene cabelleras sensuales que, de veras, se mueven».

verdad universal

Los reflectores pueden hacer que unos pocos cabellos fuera de sitio parezcan una aureola encrespada. El estilista capilar Hooker y sus colegas prefieren las tenazas de rizado, las planchas y los secadores para el pelo de la marca CHI de Farouk, porque contienen iones que sellan las cutículas. El resultado: el cabello se ve más suave y más lustroso aun cuando la presión —y los megavatios de luces— están sobre la concursante.

el hombre de la melena de Natalie

La lustrosa melena de Natalie Glebova por sí sola no le adjudicó la corona en Bangkok, pero ciertamente tampoco le hizo daño. Vernell Hooker, estilista de la firma Farouk Systems, y quien puso su toque mágico en la belleza canadiense de cabellos oscuros, explica cómo lo hizo.

Más volumen. Todos los peinados se caen un poco durante el certamen, pero los largos y superlacios mechones de Natalie eran especialmente vulnerables. Así que Hooker comenzó trabajando en una base sólida con una buena rociada de aerosol para añadir volumen (en este caso, Farouk Systems Infratexture) en la raíz del cabello.

Más calor. Hooker envolvió pequeñas secciones en unas tenazas calientes, haciendo un ángulo hacia la base del cuero cabelludo para crear mucho más volumen y aún más cuerpo en las raíces. Luego sujetó cada rizo al cuero cabelludo con hebillas hasta que el pelo se enfrió y quedó en su sitio.

Con las manos. Después de quitar las hebillas, abrió los rizos peinándolos delicadamente con los dedos. Como la gravedad se encargó de los mechones más largos y las puntas del cabello, Hooker usó sus manos para crear y acomodar ondas alrededor del rostro.

Asunto sellado. Para aislar la humedad y sellar el peinado, Hooker roció toda la cabeza con BioSilk, un aerosol para acabados de Farouk. Una fórmula liviana de control que sujeta el cabello aunque también permite el movimiento, contiene partículas de seda para un brillo suave y de apariencia natural.

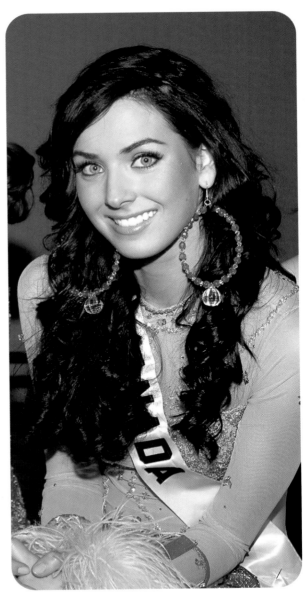

Natalie Glebova, Canadá, Miss Universo 2005

el mejor cabello

Claro está, las técnicas que hacen maravillas en el pelo abundante y lacio de Natalie Glebova pueden presagiar desastre para la rubia de cabello fino sentada al lado de ella. A continuación, dividido por tipo y textura de cabello, presentamos ejemplos de algunos de los ingeniosos trucos que descubrimos tras bastidores.

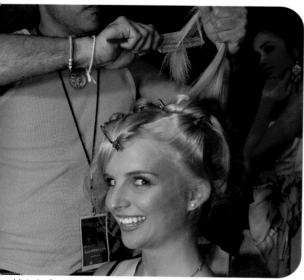

Michelle Guy, Australia, Concursante Miss Universo 2005

cabello fino

De abajo hacia arriba. Para que un cabello fino se vea más voluminoso, sécalo parcialmente con el secador, luego baja la cabeza hacia el frente y termina el proceso rociando el cuero cabelludo con aerosol para añadir volumen y así sellar un poco el espesor en la raíz.

Teasing. Un poco de *teasing* en el área de la coronilla y la nuca añade volumen y cuerpo.

Brillo. Utiliza un aerosol satinado que contenga silicona y seda para cubrir las hebras de cabello y ayudar a que el pelo no se encrespe.

Toallitas suavizadoras. El secreto mejor guardado: *Bounce Fabric Softener Sheets.* Los estilistas las pasan de arriba hacia abajo por toda la superficie del cabello para controlar que el pelo se encrespe justo antes de comenzar el espectáculo y entre los segmentos.

cabello africano

Planchas. En cabellos que no han sido alisados químicamente, las planchas lisas cumplen una función doble. Los expertos tuercen la plancha mientras la van pasando a lo largo de pequeñas secciones de cabello. Esto hace que los rizos apretados se suavicen mientras que simultáneamente crea ondas grandes.

Extensiones. El uso de extensiones entretejidas fue muy popular en Bangkok. Los estilistas añadieron piezas lisas o con rizos (según la textura del cabello de la chica) en la coronilla y sobre la nuca para añadir cuerpo y un movimiento prolongado.

Toneladas de brillo. El cabello africano tiende a ser reseco. Una capa final de aerosol satinado justo antes del espectáculo restaura el brillo y hace que el pelo se vea suave, hidratado y saludable.

Magdalene Walcott, Trinidad y Tobago, Concursante Miss Universo 2005

cabello asiático

Estilo en segundos: liso.

Debido a su gruesa textura, esos cabellos rebeldes son particularmente obvios. Los secretos de los estilistas para mantenerlos en su lugar: Humedece la punta de los dedos con una pomada como Twisted Fiber (Farouk), pincha las hebras rebeldes con el resto del pelo hasta que toda la sección esté completamente lisa y pasa la plancha para cabello.

Dale brillo.

Una rociada con aerosol satinado por toda la cabellera realza el brillo natural que le da fama al cabello asiático.

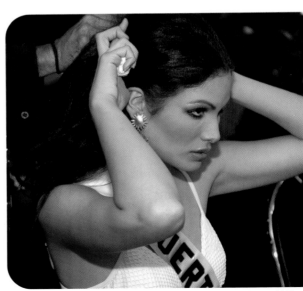

Pham Thu Hang, Vietnam, Concursante Miss Universo 2005

cabello abundante

Hacia atrás.

Las mujeres latinas casi siempre son bendecidas con una cabellera hermosa y muy abundante. El reto es evitar que esto interfiera con un rostro igualmente bello. Unos pocos rulos con velcro en el nacimiento del cabello usados por diez minutos hacen que esos mechones se mantengan hacia atrás sin sacrificar el volumen.

Sólo hasta la mitad.

Usar hebillas sólo en la parte de arriba y al frente hace que resalte el rostro y al mismo tiempo conserva en la parte posterior el cuerpo natural de la cabellera.

Cynthia Olavarría, Puerto Rico, Concursante Miss Universo 2005

belleza de todos los días

un cuerpo hermoso

Martha Vasconcellos, Brasil, Miss Universo 1968

Martha Vasconcellos era un perfecto ángel en sus años de adolescencia en Bahía, Brasil, a fines de la década del sesenta. Nada de llegar a casa después de la hora indicada. Nada de fumar cigarrillos a escondidas en el baño. «Era muy obediente», comenta ella. «Nunca pasé por ninguna de las locuras de la adolescencia. No les causé ningún problema a mis padres». Entonces descubrió los certámenes de belleza.

La primera vez que Martha fue invitada a una competencia local, a los catorce años, su padre se paró en seco. «Él era un abogado que trabajaba para el gobierno y era muy conocido en Brasil», recuerda. «Me dijo que no. Para él era demasiada exposición y estaba fuera de los planes familiares». Martha lo obedeció, al principio, hasta que su pasión por los certámenes llegó al punto en que no pudo resistir más. En contra de los deseos de su padre, se inscribió en un pequeño certamen del pueblo... y ganó. Sólo por diversión, lució sus atributos en Río de Janeiro... y también cargó con la corona. «Luego vino Miss Brasil», dice Martha. «Cuando gané me sorprendió muchísimo. Mi padre quería matarme. Esos certámenes eran mi manera de rebelarme».

Esa rebeldía la llevó hasta Miami, el escenario del certamen Miss Universo 1968, y muy pronto cautivó la atención de los oficiales del concurso como para distraerla del drama que ocurría en casa. «Cuando me tomaron las medidas para mi tamaño de traje de baño, me pidieron que me quitara el brasier. ¡Creo que pensaron que lo estaba rellenando con algo!», comenta. Su curvilínea figura, claro está, era cien por ciento Martha y fácilmente obtuvo la corona.

Esta belleza latina tenía el corazón atado a Bahía, donde estableció su familia y trabajó por varios años en el mundo de los negocios. Más adelante se interesó mucho en el psicoanálisis, por lo que se mudó de Brasil a los Estados Unidos para empezar una nueva carrera como sicoterapista.

Casi cuarenta años más tarde, el cuerpo de la ex Miss Universo sigue siendo uno de sus mayores atributos. Ella es muy meticulosa manteniendo cada centímetro cuadrado hidratado y protegido del sol. Y en lo concerniente a aquellas famosas curvas, Martha comenta: «Las cuido muy bien. Lo primero que hago cuando me levanto es ponerme un brasier. Y cuando estaba embarazada, nunca dormí sin uno puesto. Soy mujer y no voy a estar contenta si mi cuerpo parece un infierno».

He aquí tu pasaje para cuidar el cuerpo que tienes.

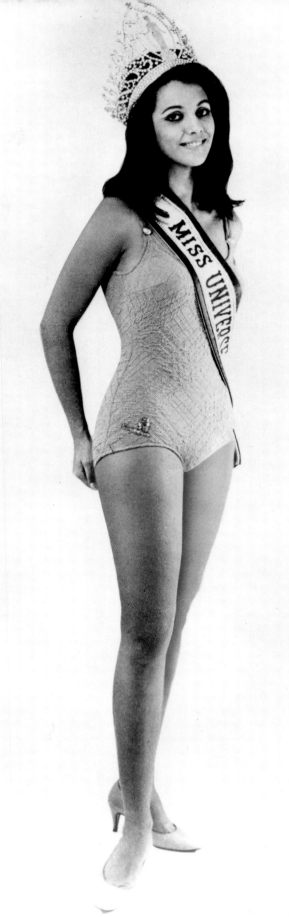

suavidad de osito de peluche

Mucho ha cambiado desde los días de reina de belleza de Martha Vasconcellos, pero su cuerpo se mantiene igual de suave. Debido a que el clima frío, la limpieza severa y la edad pueden tener su efecto en las barreras grasas que protegen la piel (provocando escamas y enrojecimiento), Martha siempre se unta una porción generosa de crema hidratante tan pronto sale de la ducha. A continuación veamos otros secretos para embellecer tu cuerpo.

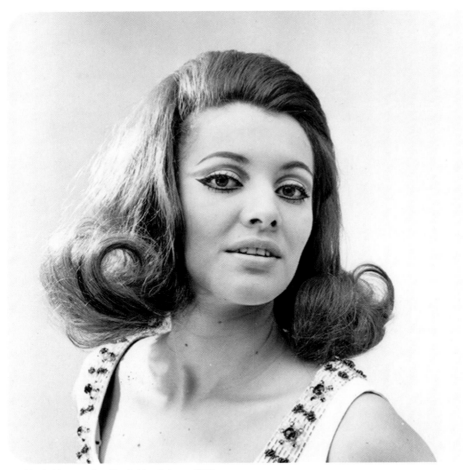

Martha Vasconcellos, Brasil, Miss Universo 1968

Dúchate con inteligencia. Enjabonarse y mantenerse debajo del agua caliente por demasiado tiempo literalmente hace que los aceites naturales de tu piel se vayan por el drenaje, razón por la que los expertos aconsejan limitar el tiempo en la ducha a no más de quince minutos y mantener el agua lo más tibia posible. Debido a que los jabones en barra tienden a provocar más resequedad que las opciones cremosas o líquidas, Martha mima su cuerpo con el *Jason Satin Soap* con áloe, el que compra en el estudio de yoga local al que asiste. «La etiqueta dice que es para las manos y la cara», comenta. «Así que supongo que debe ser muy suave y delicado».

Usa la crema correcta. Aplica generosamente crema hidratante sobre la piel mojada, minutos después de ducharte. La fórmula debe contener ingredientes absorbentes, tales como vaselina y *shea*, para sellar en la piel el agua de la ducha. Pero asegúrate también de que sea rica en humectantes, como: glicerina, ácido hialurónico y urea, lo que atrae más moléculas de agua. Las áreas severamente resecas, como las rodillas, los codos y las manos, por lo regular ameritan fórmulas más concentradas. La clave para encontrar la crema hidratante adecuada para esas áreas es virar al revés el envase sellado y observar cómo se precipita. Mientras más lento caiga, más rica es la fórmula. Y en general, los ungüentos son más ricos que las cremas, y estas a su vez son más ricas que las lociones.

No olvides la exfoliación. Las escamas y las células de piel muerta que se acumulan, especialmente durante los meses de invierno, no son sólo antiestéticas, sino que también evitan que la crema hidratante absorba de manera apropiada. Y eso puede crear más escamas. Termina el círculo vicioso exfoliando suavemente con un exfoliador granulado una vez cada una o dos semanas, o usa con regularidad una crema hidratante que contenga ácidos *alpha hydroxy*. La excepción: a la piel demasiado rojiza o escamosa no le asientan bien los limpiadores ásperos, en ese caso, limítate a usar un jabón líquido cremoso para el cuerpo y cremas humectantes sin ácidos *alpha hydroxy* hasta que sanen los parchos de resequedad.

Trata tu cuerpo como a un bebé. Cuando la piel está tan reseca que te duele, visita a un dermatólogo, que te puede recetar una crema hidratante medicada extrafuerte. La receta personal de Martha para los pies ásperos y cuarteados: crema para erupciones causadas por el roce con el pañal. «Se llama *A & D Original Ointment* y un envase grande cuesta aproximadamente diez dólares», comenta Martha. «Antes de limpiar la casa, me paso el ungüento por los pies y luego me pongo unas medias gruesas. Cuando termino con la limpieza, mi piel está supersuave. ¡Ni te lo imaginas!»

Tómate tu medicina. Bebe ocho vasos de agua al día. No quieres maltratar tu piel, por lo que tomar los suplementos adecuados puede definitivamente ayudarla. Algunos expertos creen que las cápsulas que contienen lecitina (también presente en la espinaca, los huevos y la soya) y los ácidos grasos esenciales como los aceites de pescado, de semilla de lino y de primavera nocturna ayudan a reponer la capa grasa de la piel.

Duerme como un lirón. La pérdida de humedad no se detiene cuando te acuestas a dormir, razón por la cual es muy sabio aplicarte crema en todo el cuerpo antes de irte a la cama. Tener un humidificador en el cuarto también te ayudará a mantener la piel hidratada.

protección solar

Mientras Martha Vasconcellos crecía en Brasil pasaba la mitad del año bajo el sol hasta alcanzar un dorado bronceado. «Me iba a casa a la hora de almuerzo cuando el sol estaba más fuerte, me ponía mi biquini y me acostaba al lado de la piscina», recuerda. Claro está, hoy Martha es más sabia y mucho más pálida. Sabe que los rayos ultravioleta pueden causar cáncer en la piel, sin mencionar las arrugas, manchas y otras señales de envejecimiento. Sobre esto comenta: «Hace diez años dejé de tomar sol. Compro una crema SPF45 —de las diseñadas para bebé— porque es suave. Cuando regreso a las playas de Brasil, la reaplico cada vez que salgo del agua. Ahora soy blanca como la nieve».

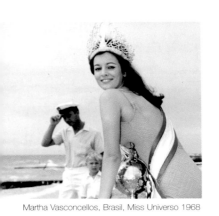

Martha Vasconcellos, Brasil, Miss Universo 1968

Argot:

El número SPF

Traducción: Esto mide la efectividad de la loción contra los UVB: los rayos ultravioleta tipo B que causan quemaduras y cáncer en la piel. Si se aplica correctamente, una loción SPF 15 bloquea 94% de esos rayos por un período aproximado de dos horas. Los números más altos te protegen por más tiempo, aunque esos productos tienden a ser más espesos y pegajosos. Advertencia: el SPF no se refiere a lo bien que la fórmula protege contra la luz UVA: los rayos ultravioleta tipo A, responsables de las arrugas y que también contribuyen al cáncer. Hasta el momento, la Administración de Drogas y Alimentos de los Estados Unidos (FDA, por sus siglas en inglés) no ha aprobado una manera universal para medir esto.

Argot:

Amplitud del espectro

Traducción: Esta es la señal de que la fórmula te protege contra los UVA y los UVB, probablemente con ingredientes como óxido de zinc, *avobenzone* (la marca registrada es Parsol 1789) y dióxido de titanio.

Argot:

Bloqueador solar físico

Traducción: Los dos más eficaces son el óxido de zinc y el dióxido de titanio. Triturados en partículas pequeñísimas, se mantienen en la superficie de la piel y repelen la luz. Aunque los bloqueadores físicos tienden a sentirse algo densos y verse un poco blanquecinos, algunas fórmulas más recientes contienen partículas microfinas que se aplican fácilmente sin dejar un residuo blanco.

Argot:

Bloqueador solar químico

Traducción: El mejor en este momento es *avobenzone* (Parsol 1789), el cual interactúa con las células de la piel para absorber los rayos ultravioleta. La mayoría de los expertos recomienda seleccionar un bloqueador solar que combine bloqueadores físicos y químicos, a menos que tengas una piel muy sensible, la que puede irritarse con los ingredientes químicos.

operación aplicación

Porntip «Bui» Nakhirunkanok Simon (Tailandia, Miss Universo 1988) dice que en su Tailandia natal cualquier indicio de exposición solar es desaprobada. «Las manchas de sol son vistas como una señal de que has estado trabajando en los sembradíos», comenta. «El idioma thai ni siquiera tiene una palabra para bronceado». El secreto de su cuerpo radiante y libre de manchas es más que sólo aplicar bloqueador solar; es más bien cómo aplicarlo correctamente. He aquí algunos trucos para proteger tu piel con bloqueador solar.

Piensa anticipadamente. Aplica el bloqueador solar en la piel veinte minutos antes de salir, de modo que los ingredientes activos tengan tiempo de trabajar.

Aplica suficiente. Se requiere una cucharadita de bloqueador para proteger apropiadamente el rostro, y el equivalente a un vasito pequeño para todo el cuerpo, incluyendo el rostro. Si sientes que el SPF 45 es muy espeso o muy blanco, cambia a un número más bajo. Es mejor aplicar una capa gruesa de SPF 15 que una muy fina de la fórmula más potente.

Luego, hazlo otra vez. El bloqueador va perdiendo efectividad al interactuar con el sudor, el agua y hasta con la luz solar. Así que debes reaplicártelo cada dos horas si estás a la intemperie e inmediatamente después de nadar.

Úsalo, luego deséchalo. Es probable que necesites espejuelos para poder descifrar la fecha de expiración, pero bien vale la pena. El bloqueador solar puede comenzar a perder efectividad luego de algunos meses, así que es buena idea reemplazarlos cada temporada. Además, los expertos dicen que si todavía estás usando el mismo tubo al final del verano, para empezar, no estás aplicándote suficiente.

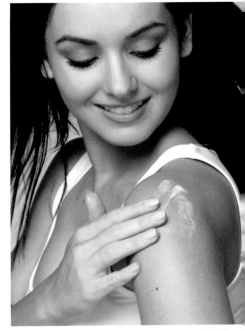

Natalie Glebova, Canadá, Miss Universo 2005

verdad universal

Esos dañinos rayos ultravioleta no tienen ningún problema para atravesar las ventanillas de los autos y de los aviones. Para mantener sus manos luciendo jóvenes y sin manchas, Bui Simon aplica una cantidad generosa de Age Control Hand Lotion SPF 15 (Clarins) antes de poner sus manos en el volante. Y para proteger su rostro, su cuello y sus brazos mientras vuela por el hermoso cielo, comenta: «Para eso existen las cortinillas en las ventanas».

bronceado falso

Las aspirantes a Miss Universo saben que no existe semejante cosa como un bronceado seguro, pero también saben que hasta la piel más hermosa puede verse pálida y descolorida bajo las luces del escenario. ¿Qué hace una reina de belleza? «Aplicarse un autobronceador por todo el cuerpo es casi una parte obligatoria del certamen», dice B.J. Gillian, maquillador de la firma CoverGirl y que trabaja tras bastidores durante la competencia. «Noventa y nueve por ciento de las veces esa piel radiante que ves en televisión es resultado de la tecnología». Esto sin mencionar una perfecta técnica de aplicación.

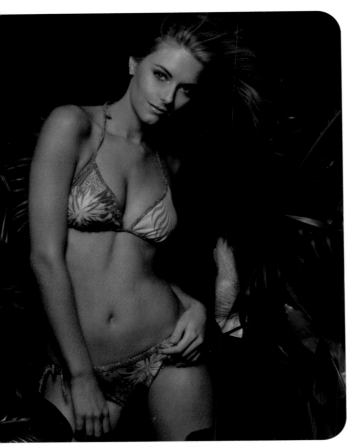

Jennifer Hawkins, Australia, Miss Universo 2004

Comienza en la ducha. El autobronceador funciona al teñir las capas superficiales de la piel. Si tu cuerpo está escamoso o reseco en algunas áreas, ese colorante se adherirá irregularmente y «parecerá que estuviste revolcándote sobre hierro oxidado», dice Gillian, que recomienda pasarse primero una toallita mojada o una esponja suave por todo el cuerpo mientras estás en la ducha. «Enfócate en frotar las áreas más ásperas, como las rodillas, los talones y los nudillos. Y usa un limpiador con humectante para mantener la piel suave y prevenir la resequedad». Cuando salgas de la ducha, seca tu cuerpo delicadamente con una toalla mullida. La mejor manera de aplicar el autobronceador es cuando la piel está levemente húmeda.

verdad universal

Cuando **Wendy Fitzwilliam** (Trinidad y Tobago) ganó la corona de Miss Universo en 1998, «las cremas relucientes para el cuerpo estaban apenas apareciendo en escena», recuerda. «Sólo un puñado de mujeres las usaba para destacar todo el trabajo que habían pasado en el gimnasio». Hoy cualquier farmacia o tienda por departamentos con mostrador de cosméticos vende productos relucientes. Los mejores vienen tanto en crema como en polvo, y sólo añaden un asomo de brillo sin que se vea demasiado llamativo. Para añadir un resplandor sutil a tu próximo conjunto de fiesta, aplícate un toque de brillo en el área del cuello, los hombros o cualquier parte donde la luz daría naturalmente.

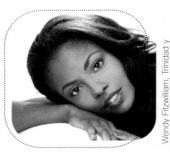
Wendy Fitzwilliam, Trinidad y Tobago, Miss Universo 1998

Aplica con moderación. Estés o no compitiendo por una corona, la mejor manera de aplicarte el autobronceador es en pequeñas cantidades ya que pueden pasar horas antes que la tonalidad real de la fórmula aparezca por completo. «Piensa que es una crema rara y preciada», dice Gillian. «Debe desaparecer rápidamente en tu piel. Si tarda más de cuatro a cinco minutos en secarse, quizás te pusiste demasiado. Siempre tienes la opción de aplicar una capa adicional si crees que no estás lo suficientemente bronceada. Sin embargo, si aplicas demasiado la primera vez, tendrás que esperar días para que aclare».

Deja lo más difícil para el final. Aplica una capa delgada y pareja de autobronceador en los brazos, las piernas y el torso. Deja para el final esas áreas con mucha piel, como los codos, las rodillas y los talones. «Esas partes del cuerpo van a absorber el color con mayor facilidad, así que cuando llegues a ellas, ya casi no debe quedarte autobronceador en las manos», comenta Gillian. «Y es una buena idea reclutar la ayuda de un(a) amigo(a) para los lugares difíciles de alcanzar, como la espalda. La mayoría de las chicas de Miss Universo tienen a su mamá o compañera de cuarto para ayudarlas con esto».

Lávate las manos. Las palmas de las manos son una de las partes más ásperas del cuerpo, así que es especialmente importante que te las laves muy bien en el momento en que sueltes el tubo del autobronceador. De lo contrario, por los próximos cinco días parecerá que estuviste jugando con fango. Un cuadro nada atractivo.

Cuida el color. La mejor manera de maximizar la duración del autobronceador: Deja a un lado las cremas exfoliantes y asegúrate de usar hidratantes. «Si permites que tu piel se reseque, el color comenzará a desaparecer de forma irregular», advierte Gillian. Aplícate crema hidratante en la mañana y antes de acostarte.

No olvides el SPF. Un bronceado falso, a diferencia del real, no te protegerá de los dañinos rayos solares ultravioleta. «Aun cuando parezcas una diosa bronceada, debes aplicarte protector solar como si fueras la chica más pálida de la playa», dice Gillian.

vellos hoy, adiós mañana

Martha Vasconcellos solía depilarse el área de su biquini religiosamente... hasta que se cansó de los vellos que crecían hacia dentro. Y, seamos sinceras, muchas de nosotras podemos identificarnos con eso. Esas protuberancias que se forman cuando los vellos se encrespan y vuelven a entrar en la superficie de la piel son especialmente comunes luego de depilarse donde el pelo es más grueso y difícil. Hoy la línea del biquini de Martha está bellamente despejada, gracias a varias rondas de electrólisis, un tratamiento en el que un esteticista destruye folículos individuales de vellos con electricidad trasmitida a través de una aguja fina. Aunque los resultados son permanentes luego de varias sesiones, es un trabajo tedioso, razón por la cual más y más mujeres están escogiendo la remoción de vellos con rayos láser.

Cheryl Thellman-Karcher, dermatóloga de la ciudad de Nueva York y quien se encarga de mantener glamorosas de pies a cabeza a las Miss Universo reinantes, comenta que muchas de las concursantes actuales comienzan el certamen siendo fanáticas de la rasuradora, la cera caliente y los depiladores, pero «la mayoría termina cambiándose al láser», declara. «En este certamen tratas con todos los tipos de piel, y los lásers más recientes pueden tratar cualquiera de ellos. Dicho esto, aun los tratamientos con la más sofisticada tecnología tienen sus desventajas; la más notable, el precio. Thellman-Karcher nos guía a través de los más populares destructores de vellos rebeldes.

rasuración

Cómo funciona: Para la afeitada más a ras, selecciona una rasuradora manual (no eléctrica) con una navaja nueva. Thellman-Karcher les dice a sus pacientes que primero se sumerjan en una bañera de agua tibia, luego «que usen una espuma de afeitar bien cremosa» para minimizar la irritación. Emplear una rasuradora flexible, con pivote y que tenga por lo menos dos navajas, también ayudará a garantizar una mejor afeitada.

Considérala para: Piernas y axilas. La rasuración es una manera extremadamente eficaz de eliminar largas hileras de vellos. Estas áreas también son menos propensas a los vellos que crecen hacia dentro; sin embargo, pueden surgir como consecuencia de rasurarse.

Espera pagar: Cerca de $7.50 por un paquete de diez rasuradoras desechables de Gillette Daisy Ultragrip. Una rasuradora no desechable Gillette Venus Divine cuesta cerca de diez dólares.

Resultados: Piel suave en cuestión de minutos... y un crecimiento incipiente en un día o dos.

El placer: Es barato, simple y rápido.

El dolor: Muy poco, con excepción de la cortadura ocasional, a menos que seas propensa a las desagradables erupciones rojas, comúnmente conocidas como «quemaduras de rasuradora», que pueden deberse a irritación provocada por la rasuración. Para esas mujeres, Thellman-Karcher por lo general recomienda un tratamiento intermitente con una crema esteroide suave. Consulta con tu médico sobre cuál es el mejor producto y tratamiento para ti. La foliculitis, una infección que a veces aparece después de afeitarse, puede mitigarse con una loción antibiótica recetada.

depilación

Cómo funciona: Estas cremas, mousses y lociones contienen químicos que disuelven los vellos debajo de la superficie de la piel.

Considéralo para: Cualquier parte, siempre y cuando no sea cerca de los ojos, la boca y otras membranas mucosas. Sin embargo, si tienes una piel sensible, debes considerar no usarlo cerca del labio superior y otras áreas faciales. ¡Un bigote rojo e inflamado no es nada mejor que uno velludo!

Espera pagar: La loción removedora de vellos Nair 4-Minute de Pepinillo y Melón cuesta cerca de $4.50.

Resultados: La mayoría hace un trabajo decente eliminando el vello, pero los resultados pueden ser poco uniformes. Y típicamente los vellos regresan casi tan rápido como después de usar la rasuradora.

El placer: Piernas suaves en minutos, sin las erupciones causadas por la rasuradora.

El dolor: Algunas fórmulas tienen un horrible olor a químicos, por lo que algunas versiones tratan de disfrazarla con fragancias de pepinillo y de melón. El dolor real es casi nulo, a menos que tengas una piel sensible, en cuyo caso puedes sentir algo de picazón.

cera

Cómo funciona:
Nada de palabras atenuantes aquí: Sea que lo hagas en el salón de belleza o en la casa, la cera (usualmente pegada a una tira de tela) arranca los vellos desde la raíz.

Considéralo para:
Cualquier parte, pero recuerda que los vellos deben tener menos de un centímetro de largo. Trabajar un área pequeña como arriba del labio superior tiene un efecto «auch» más bajo, pero Thellman-Karcher ofrece esta advertencia: «La piel ahí es tan fina y tersa que el uso de cera puede irritarla y a veces causa hiperpigmentación postinflamatoria. ¡Algunas chicas terminan con un bigote marrón!» Las cremas decolorantes casi siempre aclaran las manchas, pero para quienes usan la cera en esa área sería inteligente emplear una crema esteroide inmediatamente después del tratamiento —pídele a tu doctor que te recete una— y luego permanece lejos del sol por lo menos durante una semana. Si estás utilizando algún retinoide tópico o Accutane, consulta con tu dermatólogo antes de usar el encerado.

Espera pagar:
Las piernas pueden costar hasta $100, mientras que el labio superior puede ser menos de $10. Esto es suponiendo que lo hagas en un salón de belleza (no en tu baño), lo que recomienda la mayoría de los expertos

Resultados:
Debido a que el vello es removido de raíz, la piel se mantiene limpia hasta por seis semanas.

El placer:
La cera lastima la raíz, así que el recrecimiento del vello es con frecuencia más fino. Esto quiere decir que los tocones que hincan no son tanto problema. El proceso también es bastante rápido y duradero, y no le hará tanto daño a tu cartera.

El dolor:
Aparte de la incuestionable molestia cuando se arranca el papel encerado, muchas mujeres experimentan el doloroso crecimiento de vellos hacia dentro durante las semanas siguientes. Para evitarlo, tómate una aspirina o aplica una crema recetada que cause adormecimiento antes de irte al salón de belleza. Luego usa diariamente una toallita limpia y mojada para exfoliar con delicadeza las áreas donde aplicaste la cera a fin de liberar los vellitos atrapados y prevenir el crecimiento hacia dentro.

electrólisis

Cómo funciona:
La aguja del esteticista trasmite corriente eléctrica en el folículo de cada vello, uno a uno, y lo destruye.

Considéralo para:
Áreas pequeñas, como el labio superior y las cejas.

Espera pagar:
Entre $25 a $50 por sesión de quince minutos.

Resultados:
La remoción permanente de los vellos requiere varios meses de tratamiento debido a que el pelo crece en diferentes ciclos y algunos folículos pueden estar inactivos durante determinada sesión de electrólisis.

El placer:
«Al final los vellos desaparecen de forma permanente», dice Thellman-Karcher. «Eso es lo difícil».

El dolor:
La inserción de la aguja —una y otra vez— puede doler un poco y causar una leve irritación. Untarse una crema que adormezca o tomarse una aspirina preventivamente puede ayudar. Y, otra vez, como se trata de un solo folículo a la vez, el proceso puede ser dolorosamente lento.

láser y otras fuentes de luz

Cómo funciona:
Los rayos láser (como el Lyra y el Alexandrite) y un tratamiento relacionado llamado *Intense Pulsed Light* libera la energía que calienta y destruye los folículos del vello.

Considéralo para:
Las personas con tez clara y cabello oscuro responden mejor; sin embargo, los dispositivos más recientes también trabajan (aunque no tan bien) en la tez oscura y el cabello bien claro. Cualquier persona que esté usando algún retinoide tópico o Accutane, debe consultar con su dermatólogo antes de considerar este tratamiento.

Espera pagar:
Desde algunos cientos hasta varios miles de dólares por tratamiento.

Resultados:
La mayoría de las mujeres necesita de cuatro a ocho sesiones, con un período entre dos a tres semanas de por medio, para una reducción de vellos permanente.

El placer:
Con frecuencia, el pelo desaparece por completo luego de varios meses de tratamiento. Si volviera a crecer, el vello va a ser más escaso y menos tosco.

El dolor:
Incomodidad leve... y un desagüe bastante abundante en tu billetera.

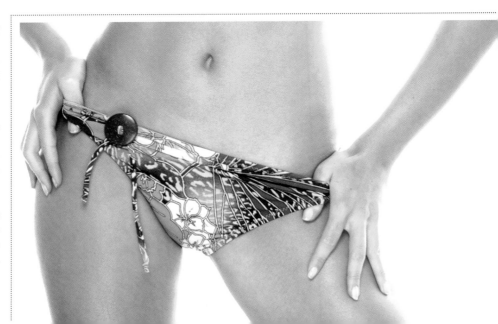

¡en forma!

Durante las tres semanas previas al certamen Miss Universo 2005, las ochenta y una concursantes andaban de un lado a otro como pelotitas de ping pong asistiendo a eventos, fiestas, sesiones de fotografía y apenas tenían tiempo para cepillarse los dientes, así que ni hablemos de hacer ejercicio. Pero de alguna manera, Natalie Glebova (Canadá, Miss Universo 2005) se las arregló para transformar su cuarto de hotel en un gimnasio improvisado. «Tuve un entrenador personal realmente maravilloso antes de viajar a Tailandia, y él me dio algunos ejercicios y un juego de pesas de tres libras (un kilogramo y medio) que podía llevar a todos lados», comenta.

Después de cientos de ejercicios abdominales y para las piernas, Natalie estaba parada en un biquini blanco frente a una audiencia mundial de casi mil millones de personas. Y se sentía muy orgullosa.

¡Bravo Natalie! Los expertos confirman que la mejor fórmula para mantenerse en forma es la que se ajuste a tu estilo de vida. Ellos te aconsejan que no hagas demandas poco realistas a tu cuerpo y te animan a mantener movibles e interesantes las rutinas de ejercicios para que no te canses de ellas fácilmente. Porque tenemos que admitirlo... parece gracioso, pero no importa cuán intensas sean tus rutinas si no te mantienes practicándolas.

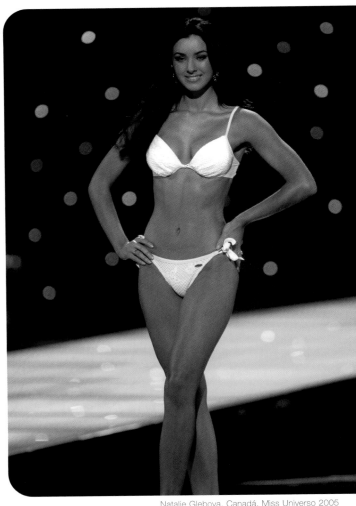

Natalie Glebova, Canadá, Miss Universo 2005

estrategias para mantenerse en forma

Clayton James y Robert «Sid» Sidbury, entrenadores del Reebok Sports Club en la ciudad de Nueva York, tienen la responsabilidad de mantener bellamente en forma a las Miss Universo reinantes. Y aunque parece ser una gran tarea, ellos dicen que comenzar a caminar por la ruta hacia una buena condición física se reduce a seis secretos sencillos.

Conviértelo en unas vacaciones.

Si piensas en el ejercicio como una tarea, se convierte en eso: una tarea. Sidbury dice que la mayoría de sus clientes portadoras de corona está tan increíblemente ocupada que «entrenar es como un paseo para ellas, una forma de relajarse entre una presentación y otra». ¿Qué mejor manera de salir de la rutina diaria que echando mano de su iPod y lidiar con algo de sudor?

Sé creativa.

Es fácil sentirse intimidada por la enorme cantidad de artefactos para hacer ejercicios que hay en el mercado (¿conoce alguien la bola estabilizadora?) Pero oblígate a probar los más posibles. «Si siempre estás corriendo», afirma Sidbury, «dale un descanso a tus conyunturas y monta bicicleta o salta la cuerda». No sólo evitarás el aburrimiento, sino que también desafiarás a tu cuerpo en formas nuevas; una cura infalible para esos fastidiosos estancamientos en la pérdida de peso.

Acelera el paso...

luego reduce la marcha. Cuando James puso a Jennifer Hawkins (Australia, Miss Universo 2005) en la máquina de caminar fija, le pidió que hiciera una combinación de caminata y trote. La ventaja de este tipo de entrenamiento por intervalos: reducir la marcha cada cierta cantidad de minutos evita el agotamiento, así que te ejercitas más tiempo que si estuvieras trotando todo el tiempo. Y esto sólo puede significar cosas buenas para tu metabolismo.

No hagas uno sin lo otro.

Aquí estamos hablando de entrenamiento cardiovascular y de resistencia. Los ejercicios que te dejan jadeante (trotar, caminar a paso acelerado, subir escaleras, pedalear en bicicleta) son esenciales para la buena salud del corazón y para quemar calorías al instante. Sin embargo, no olvides el entrenamiento de resistencia (yoga, pesas de manos [dumbbells] y otro tipo de pesas), el cual tonifica y afirma tus brazos, piernas, abdominales y espalda. Y mientras más masa muscular sin grasa tengas, más acelerado es tu metabolismo al descansar (esto es, el número de calorías que quemas cuando estás viendo televisión).

Entiende que no es todo ni nada.

¿Estás demasiado cansada para completar tu rutina de ejercicios? En lugar de abandonar el gimnasio, proponte completar la mitad de la rutina. Un poco de movimiento es mejor que ninguno. Y además, una vez entras en la onda del ejercicio, ¡tal vez no puedas parar!

Llévatelo contigo.

Para asegurarse de que sus ganadoras de certamen no pierdan el ímpetu cuando están de viaje (o sea, la mayor parte del tiempo), James y Sidbury les enseñan cómo usar bandas de ejercicio, cuerdas de saltar y aun los muebles del hotel como un gimnasio improvisado (observa los ejercicios favoritos de ellos en la siguiente página). Y claro, también la mayoría de los hoteles tienen unos elegantes salones de ejercicios... y casi siempre están felizmente vacíos.

estás en el gimnasio... y ¿ahora qué?

James añade un ingrediente adicional a la ecuación de cardio y resistencia: el estiramiento. Para él, una sesión perfecta de ejercicios incluye de veinte a veinticinco minutos en el entrenador elíptico, la máquina de caminar fija o la bicicleta; veinte minutos de cuclillas, pesas, pilates y otros movimientos para desarrollar músculos, así como veinte minutos de buen estiramiento. Para obtener los beneficios del entrenamiento por intervalos, trata de trabajar la porción de cardio en sesiones intensas de tres a cuatro minutos, con estiramiento y resistencia de por medio. Proponte hacer de tres a cuatro sesiones de ejercicio por semana. Natalie Glebova incorpora los tres tipos de movimientos que James recomienda —entrenamiento cardiovascular, resistencia y estiramiento— en todas sus sesiones de ejercicio.

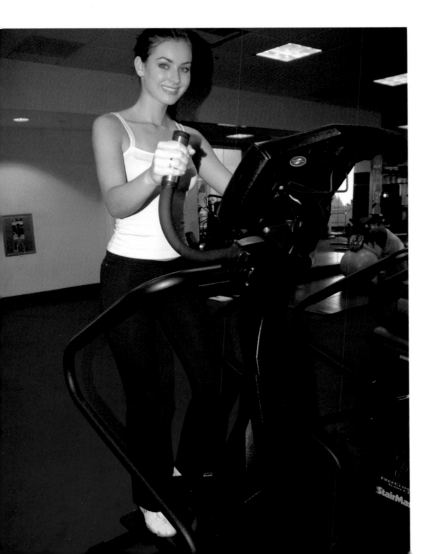

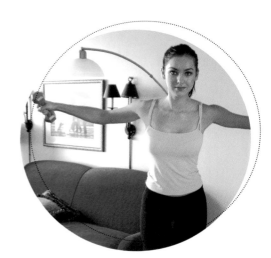

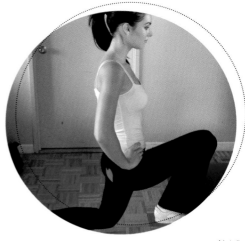

Natalie Glebova
Canadá, Miss Universo 2005

en sus propias palabras

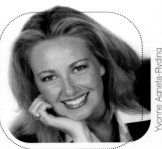

«Hoy día las mujeres de mi edad tienen que lidiar con la familia, el trabajo y, encima de todo eso, el estrés de incorporar el ejercicio a sus vidas. Me gusta hacer del ejercicio una actividad lo más agradable posible. Si te causa estrés correr en esas máquinas todos los días, entonces ¿cuál es el punto? Recibo mucha energía positiva cuando estoy al aire libre, así que es ahí donde hago mis ejercicios. Puede ser caminar con intensidad o trotar. No lo hago todas las mañanas, pero me aseguro de salir por lo menos tres veces en semana por un período de media hora a una hora. Lo hago tanto por mi alma como por mi cuerpo. Es mi tiempo para meditar... es mi tiempo para mí.

»En lo que respecta a la comida, creo que las mujeres saben qué deben comer y qué no deben comer. Pero tengo dos niñas pequeñas y siempre trato de trasmitirles lo importante que es desayunar, almorzar y cenar. No puedes vivir sólo de vitaminas. Tengo cuarenta y dos años, y realmente creo en la importancia de disfrutar la vida. En los fines de semana, como postre y trato de mantener el resto de mis comidas lo más nutritivas —y apetitosas— posible».

—Yvonne Agneta-Ryding, Suecia, Miss Universo 1984

un día en la mesa de Yvonne

Desayuno: Yogurt bajo en grasa, pan de grano entero y alto en fibra, y café.

Merienda a media mañana: Una porción de fruta

Almuerzo: Una ensalada grande con una porción de pollo o pescado («Evito las papas y la pasta porque me hacen sentir cansada», comenta.)

Merienda a media tarde: Café, una porción de fruta con galletas y ocasionalmente, un trocito de chocolate.

Cena: Pollo asado o salmón, con ensalada.

Postre: Mousse de chocolate blanco con salsa de fresas.

los movimientos

Existen innumerables maneras de fortalecer y tonificar tu cuerpo. En algunas de ellas usas tu propio peso como resistencia, mientras que en otras empleas *dumbbells* o sofisticados equipos de gimnasio. A continuación, Robert Sidbury nos explica algunos de los movimientos que él utiliza para que Natalie Glebova se mantenga delgada y hermosa. Observa que para los ejercicios que incluyen *dumbbells*, Natalie usualmente los usa de tres a cinco libras (un kilogramo y medio a dos kilogramos). Debes utilizar pesas que se sientan desafiantes después de doce repeticiones.

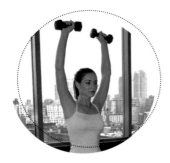

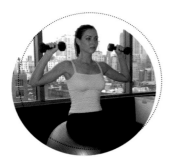

Ejercicio para los hombros con *dumbbells*. Este movimiento trabaja los músculos deltoides anteriores y centrales. Si usas una bola estabilizadora, también trabajará tus músculos centrales: los abdominales, y la espalda baja y media.

1. Siéntate derecha sobre la bola estabilizadora (o una silla, si no tienes una bola disponible) y separa tus piernas a la distancia entre tus hombros.

2. Colócate en la posición de inicio levantando las pesas a la altura del hombro, con los codos y las palmas de las manos hacia fuera.

3. Sube los brazos por encima de tu cabeza hasta que queden en posición recta.

4. Baja los brazos a la posición de inicio.

5. Sube los brazos otra vez. Haz tres sesiones de doce repeticiones. Alterna cada serie con una sesión de ejercicios para bíceps (obsérvalo en la siguiente página).

verdad universal

Sidbury se asegura de balancear estos sencillos movimientos para la parte superior del cuerpo con ejercicios que trabajen la parte inferior. Casi siempre comienza el entrenamiento de Natalie pidiéndole que camine enérgicamente durante ocho minutos en la máquina de caminar fija, a la que añade una pronunciada inclinación. Aunque esto principalmente está enfocado en mantener elevado su ritmo cardíaco y quemar calorías, también tonifica las piernas. Sidbury también añade cuclillas y saltos con pesas de cinco libras (dos kilogramos y medio) a la rutina de Natalie, así como levantamiento lateral de las piernas.

Ejercicio para los bíceps: Trabaja los bíceps. Si usas una bola estabilizadora, también trabajarás los músculos centrales de tu cuerpo.

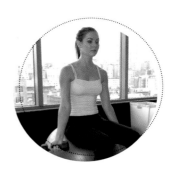

1. Siéntate en una bola estabilizadora con tu espalda y cabeza derechas. Sujeta una pesa en cada mano.

2. Deja que tus brazos cuelguen a cada lado.

3. Conserva los codos cerca del cuerpo y gira tus brazos hacia arriba de manera que las pesas casi toquen tus hombros.

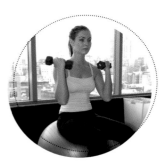

4. Baja tus brazos lentamente hasta que estén otra vez en la posición inicial. Haz tres sesiones de doce repeticiones. Alterna cada serie con una sesión de ejercicios para hombros (izquierda).

Levantamiento lateral: Trabaja el grupo central de los músculos deltoides.

1. Sujeta un *dumbbell* en cada mano y deja que tus brazos cuelguen a cada lado de tu cuerpo.

2. Pon tus brazos derechos, doblando levemente el codo, mientras los subes hasta la altura de tus hombros.

3. Regresa tus brazos a la posición original al lado de tu cuerpo. Haz tres sesiones de doce repeticiones.

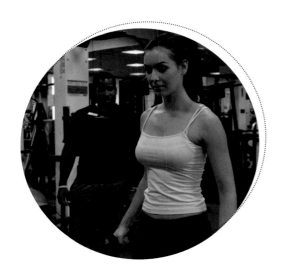

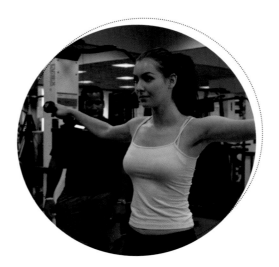

piel perfecta

Jennifer Hawkins, Australia, Miss Universo 2004

Las mujeres australianas tienen un talento natural para verse hermosas sin siquiera proponérselo. No importa que estén haciendo su entrada a un cóctel o estén sudando en la máquina de caminar fija. Y ciertamente Jennifer Hawkins no es la excepción. Mientras crecía, se sentía igual de cómoda surfeando en una larga tabla que modelando frente a las cámaras, abordando cada proyecto con natural gracia y refinamiento. «Llegaba a las pruebas de modelaje en jeans, sandalias flip-flop y sin maquillaje», recuerda. «Así era que me gustaba».

Jennifer pudo mantener su estilo sencillo cuando se inscribió (¡y ganó!) el certamen de Miss Australia a los veinte años. Pero cuando voló a Ecuador para competir por Miss Universo (su primer viaje lejos de su continente natal), fue una historia completamente distinta. Durante las tres semanas de competencias preliminares conducentes al gran certamen, cambió sus sandalias por tacones altos, y aprendió a apreciar (o por lo menos a tolerar) la sensación del lápiz labial y la densa base sobre su rostro. «Allá usaba vestidos de noche todo el tiempo», comenta Jennifer. «En Australia, no usas un traje largo a menos que seas dama de honor en una boda». Pero incluso con el maquillaje y los vestidos, Jennifer se rehusó a preocuparse demasiado por impresionar a su audiencia. «Acepté el consejo de mi mamá», dice. «Sencillamente sé tú misma y diviértete». Y sin duda alguna, funcionó.

Jennifer sigue teniendo en cuenta las sabias palabras de su madre. Desde que entregó su corona el año pasado, volvió a reunirse con su tabla de surfear y redujo la cantidad de maquillaje, permitiendo así que su natural belleza australiana resplandezca más que nunca antes. Sin embargo, lucir naturalmente impecable significa que hay un área en la que Jennifer no puede tomar las cosas con tanta calma: el cuidado de la piel. Ella no usa demasiados productos en su rostro pero sí asegura que los que emplea no obstruyan sus poros. «Tengo que utilizar una crema humectante libre de aceite», le dijo una vez a la revista *Shop Til You Drop*. «De otra manera, mi piel se llenaría de granitos. La marca no es importante para mí, sencillamente no puede tener ningún tipo de aceite». Y nunca pensaría en irse a dormir sin antes lavarse su cara y aplicarse crema de ojos. En otras palabras, sí se requiere algo de trabajo para lograr —y mantener— un cutis bello y natural sin ningún esfuerzo aparente.

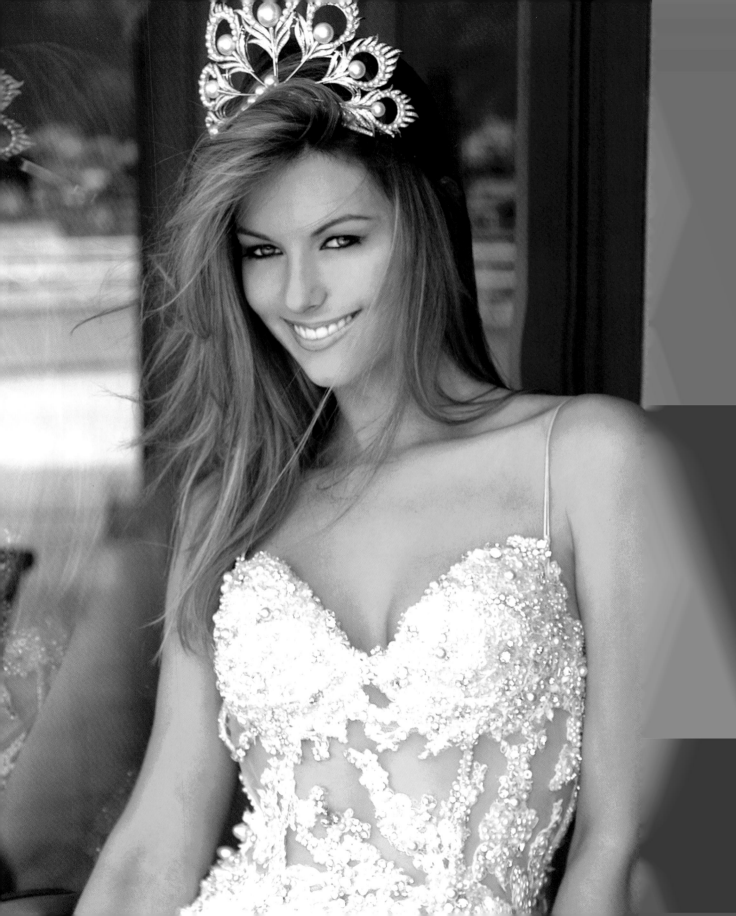

consejos de la doctora

Cualquiera que piense que Miss Universo no tiene problemas de la piel, debe hablar con Cheryl Thellman-Karcher, dermatóloga de la ciudad de Nueva York, y la responsable de ayudar a que las bellezas coronadas de todas partes del mundo luzcan su mejor rostro. Como tiene que lidiar con todo tipo de piel —desde el irlandés hasta el latino, desde el graso hasta el sumamente reseco— Cheryl dice que hasta las poseedoras del título que crecieron sin problemas con su piel, casi siempre se topan con algún tipo de situación con su rostro durante el reinado. ¿Y acaso debe sorprendernos? Durante todo un año de intensa actividad, estas chicas viven bajo reflectores muy intensos, cubiertas con muchísimo maquillaje, añadiendo millas a sus programas de viajero frecuente y durmiendo bastante menos de lo que deberían. «El problema que veo con más frecuencia es el acné», dice la dermatóloga, que también trata con sus manchas faciales color marrón y hasta líneas finas.

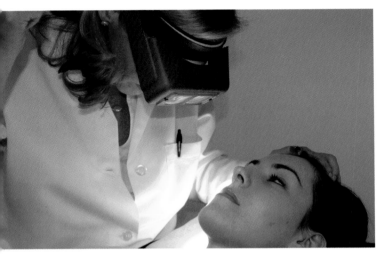

Derrmatóloga Cheryl Thellman-Karcher
con Natalie Glebova, Canadá, Miss Universo 2005

Cuando evalúa por primera vez a la Miss Universo entrante, Thellman-Karcher le pide que traiga consigo los productos que usa para la piel, y sugiere que todas las mujeres hagan lo mismo cuando visitan un dermatólogo. «De esa manera, puedo analizar exactamente qué están usando. Con frecuencia, el régimen en sus casas es parte del problema», dice. Este es un buen criterio práctico para cualquiera, esté o no relacionada con un certamen de belleza. E incluso si no visitas un dermatólogo, es una buena idea que evalúes tu tipo de piel para asegurarte de que tus productos están haciendo el mejor trabajo posible por tu cutis.

¿cuál es tu tipo?

Lo mejor es que un dermatólogo analice tu piel para detectar cualquier problema oculto, pero puedes hacer un trabajo bastante bueno evaluando tu propio cutis si lo examinas luego de lavarte la cara con un jabón suave. Espera más o menos una hora luego de enjuagarla y pregúntate:

¿Te sientes grasosa? Si te urge lavarte la cara otra vez —especialmente en el área de la frente y la nariz— quizás tienes un cutis graso. Tener poros muy abiertos es otro síntoma delator.

¿Te sientes tirante? Si tu cara se siente tensa, parece papel y se ve escamosa en algunas áreas, tu cutis es seco.

¿No estás segura? Si tus mejillas se sienten un poco resecas y tu zona T (frente, nariz y barbilla) está brillosa, al igual que la mayoría de las mujeres, tienes un cutis combinado.

¿Sientes picazón? Si tu cara se ve irritada, roja o te duele un poco, tal vez tienes piel sensible.

¿Sientes todo bien? Si tu piel todavía se ve aterciopelada y serena, tienes cutis normal. ¡Ciertamente eres afortunada!

¿Te sientes madura? Desde los treinta años en adelante la piel tiende a perder grasa, colágeno y elasticidad. Esto produce más líneas finas y una textura similar al papel crepé. El cutis maduro suele ser seco.

operación limpieza

Al preguntarle acerca de su rutina de belleza favorita, Deborah Carthy-Deu (Puerto Rico, Miss Universo 1985) no pierde la oportunidad. «Viviendo en el trópico, disfruto cada vez que puedo limpiar mi piel», afirma. Las mujeres que viven alrededor del mundo con seguridad pueden entenderlo. Lavarse la cara regularmente es el mejor golpe preventivo contra un montón de problemas cutáneos. Enjabonarse a la hora de dormir remueve completamente el maquillaje, el exceso de grasa en la superficie y los contaminantes que se han asentado sobre la piel a lo largo del día. Limpiarse otra vez en la mañana elimina la grasa que tus poros hayan bombeado a la superficie durante la noche, sin mencionar el sucio que tus mejillas hayan recogido por estar presionadas contra tu almohada durante siete horas. (Si tienes piel muy seca, podrías considerar enjuagarte la cara en la mañana sin usar ningún llimpiador.) He aquí una guía básica para el lavado.

Splish, splash. Remoja tu rostro por lo menos diez veces con agua tibia. El agua muy caliente o demasiado fría puede resecar o irritar la piel. Si tienes cutis seco, debes usar un limpiador cremoso que puedas aplicarte y remover sin agua.

Momento de limpieza. Usando movimientos circulares pequeños, frota el limpiador en tu rostro. Presta particular atención a la zona T —especialmente al área alrededor de la nariz— donde la grasa y el sucio tienden a acumularse. Thellman-Karcher recomienda a la mayoría de sus pacientes que utilice un limpiador suave pues cualquier cosa demasiado áspera puede eliminar las barreras grasas naturales de la piel, exponiéndola así a que se irrite. Aquellas personas con cutis muy grasoso o propenso al acné, deben buscar una fórmula que no deje rastros de humectante, y pudieran tratar un limpiador que contenga ácido salicílico, ya que no deja la piel inflamada ni reseca. Para la piel sensible lo mejor es un limpiador que contenga glicol polietileno, pues no penetra la piel. Y las mujeres con un cutis muy seco, deben usar un limpiador en crema no espumoso y con humectantes que repongan la barrera grasa de la piel.

Enjuágate. Remójate otra vez con agua tibia, por lo menos de doce a quince veces o hasta que no quede ningún residuo en la piel. Sécate la cara dándote suaves golpecitos con una toalla limpia.

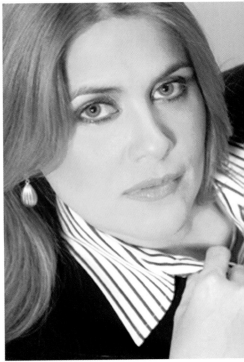

Deborah Carthy-Deu, Puerto Rico, Miss Universo 1985

Créditos adicionales. Espera por lo menos cinco minutos (pero lo ideal son quince) para que tu piel se seque por completo. Lo que vas a aplicar exactamente en este momento depende de la hora del día y el tipo de piel. En la mañana, usar protector solar es imprescindible: un gel sin aceite para el cutis grasoso, una loción para el cutis normal y una crema hidratante con protector solar para el cutis seco. Antes de acostarte es el momento ideal para aplicarte productos de tratamiento como: vitaminas tópicas, ácidos *alpha hydroxy* (AHAs) y retinoides, puesto que la luz solar puede neutralizar muchos de estos ingredientes y hacer que pierdan su efectividad. Algunos ingredientes de tratamiento como los AHAs, pueden provocar que la piel esté más sensible a la luz solar. Por lo tanto, sea que tu crema esté diseñada para lidiar con las líneas finas o reducir el daño de los rayos ultravioleta, tu rostro se beneficiará más si la aplicas en la noche.

problema del cutis número 1: Acné

El acné es el enemigo número uno entre las pacientes de Thellman-Karcher ganadoras del certamen, pero puede atacar a cualquier mujer en cualquier etapa de su vida. Afortunadamente, el arsenal para combatirlo hoy es más fuerte y efectivo que nunca. El primer paso para mantener a raya esos granitos es entender por qué aparecen. El segundo paso es encontrar el tratamiento adecuado y lo más pronto posible para minimizar el riesgo de que deje cicatrices, tanto físicas como emocionales.

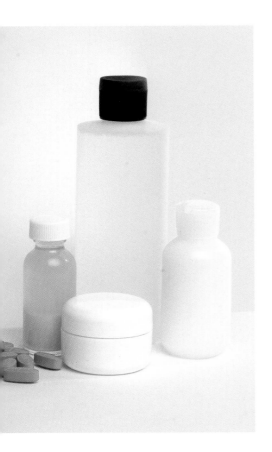

causas del acné

Para empezar aclaremos algo, no hay evidencia de que el chocolate o las comidas fritas provoquen erupciones. (Aunque si notas que alguna comida en particular parece ocasionarte una erupción, prueba si hace alguna diferencia eliminarla de tu dieta por un mes.) A continuación lo que los doctores sí saben que causa acné.

Producción excesiva de grasa. Aunque el estrés y la genética pueden afectar los niveles de grasa (o sebo) en la piel, estos son típicamente provocados por cambios hormonales. Por esa razón el acné no es sólo común durante la adolescencia, sino también en los treinta y los cuarenta, cuando el embarazo, las píldoras anticonceptivas y la menopausia están haciendo estragos con los niveles de hormonas.

Células de piel muerta. Comenzando en la pubertad, el interior de las glándulas sebáceas comienza a deshacerse de piel muerta más rápidamente. Cuando esas células cutáneas se combinan con una mayor cantidad de sebo, esa mezcla pegajosa y densa puede formar un tapón, que se convierte en un granito de cabeza negra o blanca.

Bacteria. Para complicar aún más la situación, la bacteria que normalmente está presente en la piel, llamada *p. acnes,* tiende a multiplicarse dentro de las glándulas cebáceas obstruidas, produciendo así sustancias que irritan las áreas circundantes. La glándula continúa inflamándose y puede reventarse, propagando la inflamación en la piel circundante. Esto es lo que causa el acné quístico, el tipo que muy probablemente deja en la piel una pigmentación a largo plazo y cicatrices permanentes similares a las de la viruela.

verdad universal Viajes de último minuto alrededor del mundo, sesiones de ejercicio diarias con entrenadores personales, presentaciones ante las Naciones Unidas... aunque ostentar el título de Miss Universo puede ser glamoroso, también es superestresante. El estrés puede aumentar la actividad hormonal, provocando así unos niveles más altos de las hormonas andrógenos, las culpables detrás de los granitos, según Thellman-Karcher. Ella aconseja a los pacientes con tendencia al acné, que prueben actividades para reducir el estrés, tales como el yoga, como un complemento de cualquier medicamento para el acné que estén usando.

¿es realmente acné? Una razón más para consultar con un experto antes de hacerse un tratamiento para eliminar las espinillas: tal vez no sean espinillas. La rosácea es una condición que muchas veces se parece al acné. En las primeras etapas, los pacientes fácilmente se ponen rojos alrededor de la nariz y de las mejillas; y luego tienden a desarrollar granos en esas áreas parecidos al acné. Los dermatólogos creen que la rosácea es causada primordialmente por bacterias. Se empeora por el estrés, y a diferencia del acné, definitivamente es agravada por ciertas comidas como el chocolate, el vino tinto, bebidas calientes y todo lo que sea picante. Muchos casos responden a un tratamiento tópico llamado *Metrogel*. Y varios tratamientos de terapia con láser pueden eliminar el enrojecimiento de la cara (causados realmente por vasos sanguíneos rotos), lo cual puede convertirse en una condición permanente en sus últimas etapas.

plan de ataque

Una erupción de acné repentina puede resultar desastrosa para una concursante del certamen. Para el resto de nosotras, puede arruinar seriamente una cita romántica, una entrevista de trabajo o hasta un viaje ordinario al supermercado. Afortunadamente, con los innumerables tratamientos disponibles hoy día, si uno no resulta, siempre hay otra crema, píldora o terapia que puedes probar. El mejor criterio cuando se está batallando con las manchas, dice Thellman-Karcher, es comenzar con las opciones más suaves y menos agresivas. Y como la mayoría de esos tratamientos pueden tomar semanas y hasta meses en tener resultados, no olvides ser paciente.

Los medicamentos de farmacia.
Para el quiste ocasional, los productos que contienen peróxido benzoico (un agente que reseca y mata bacterias) o ácido salicílico (un ácido *beta hydroxy* que disuelve las células muertas que causan la obstrucción de los poros) pueden trabajar muy bien. Mientras que no irriten tu piel, aplica un tonificador suave, libre de alcohol y que contenga ácido salicílico por todo el rostro luego de la limpieza antes de acostarte. Luego aplica en las áreas propensas al acné una crema con peróxido benzoico. Asegúrate de que cualquier producto que estés usando en tu cutis no contenga aceite y que especifique en la etiqueta que es *noncomedogenic* (es decir, «no propenso a obstruir los poros»).

Las cremas más fuertes.
Si los tratamientos que puedes comprar sin receta no te funcionan, tu dermatólogo pudiera prescribirte una crema o loción con una dosis más fuerte de peróxido benzoico. Otras opciones incluyen antibióticos tópicos o un retinoide (como el Retin A) diseñado para destapar los poros. Con mucha frecuencia, el tratamiento incluirá una combinación de estos productos. Debido a que pueden causar irritación durante las primeras semanas de uso, Thellman-Karcher les dice a la mayoría de sus pacientes que comiencen a aplicárselos una noche sí y otra no hasta que la piel pueda tolerar aplicaciones más frecuentes.

Las píldoras.
Como las cremas y las lociones no siempre son efectivas para tratar errupciones persistentes, algunos pacientes comienzan a usar antibióticos orales. «Esto mata las bacterias que causan la inflamación que se presenta con algunos tipos de acné», afirma Thellman-Karcher. «Casi siempre trabaja muy bien; a veces permanentemente. Pero a menudo se tiene que usar por varios meses para obtener buenos resultados».

Ayuda hormonal.
Si se te alborotan las espinillas cuando se está acercando tu ciclo menstrual, tal vez tu doctor te recete ciertos anticonceptivos orales para mantener tu nivel hormonal estable durante todo el mes. Algunas veces, sólo esto es suficiente para atenuar el acné. Otras veces, las pastillas anticonceptivas son recetadas junto con otros tratamientos orales o tópicos.

El último recurso.
Si las opciones anteriores no pueden combatir tus espinillas para nada, tal vez tu dermatólogo te sugiera usar *Accutane*, una droga muy poderosa que disminuye la producción de grasa en la piel. Aunque los tratamientos para el acné tienen efectos secundarios (consulta con tu doctor y lee todas las etiquetas cuidadosamente), *Accutane* viene con unos especialmente serios, así que es reservado para los casos más severos y persistentes.

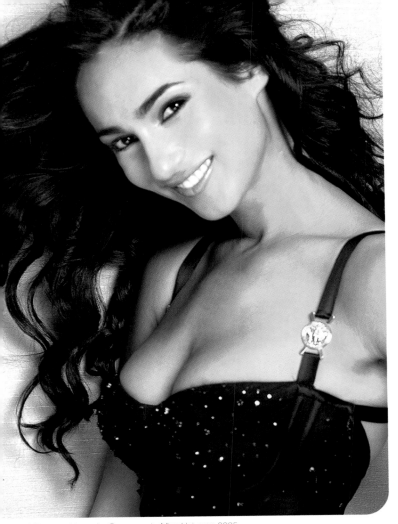

Asli Bayram, Alemania, Concursante Miss Universo 2005

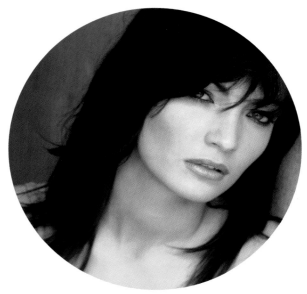

Mary Gormley, Irlanda, Concursante Miss Universo 2005

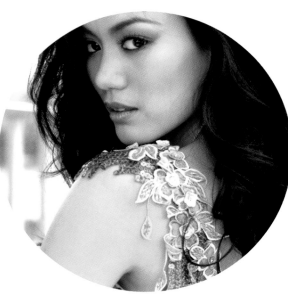

Chananporn Rosjan, Tailandia, Concursante Miss Universo 2005

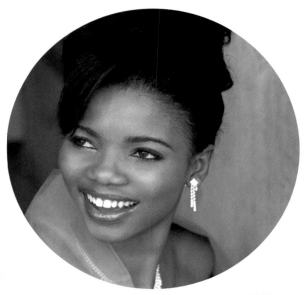

Roseline Amusu, Nigeria, Concursante Miss Universo 2005

una piel hermosa es la misma en cualquier idioma

Imagínate cuán aburrido sería el mundo si hubiese sólo un tipo o color de piel. Año tras año, el certamen de Miss Universo le ha ofrecido al mundo un buffet visual de pieles brillantes y radiantes, de color oliva a chocolate, a rubias y pecosas.

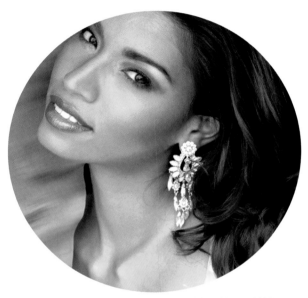

Sharita Sopacua, Holanda, Concursante Miss Universo 2005

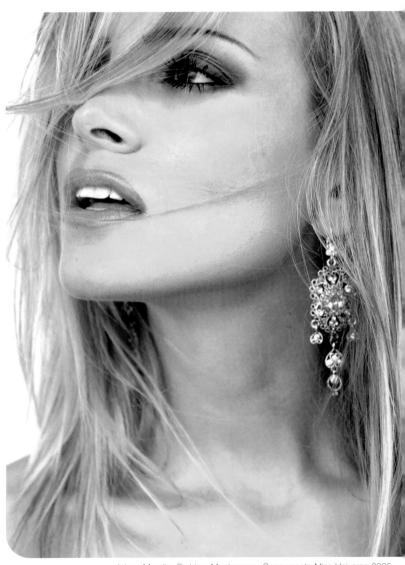

Jelena Mandic, Serbia y Montenegro, Concursante Miss Universo 2005

problema del cutis número 2: Pigmentación dispareja

Las manchas y marcas quizás representen la segunda queja más común que Cheryl Thellman-Karcher escucha de su clientela compuesta por concursantes y muchísimas otras mujeres. Algunas tienen pequeñas manchas rojas, grisáceas o achocolatadas dejadas por las espinillas que desaparecieron hace tiempo. Otras tienen pecas o manchas parduzcas como resultado de estar mucho tiempo bajo el sol sin la protección adecuada. Casi siempre, esta pigmentación dispareja toma años para desarrollarse. Gracias a la tecnología moderna, desvanecer esas manchas errantes de color (y algunas veces eliminarlas por completo), requiere mucho menos tiempo.

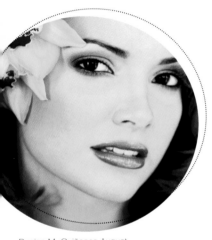

Denise M. Quiñones August
Puerto Rico, Miss Universo 2001

conoce a tu enemigo

Denise M. Quiñones August (Puerto Rico, Miss Universo 2001) tal vez no tenga que preocuparse por las manchas, pero para las que sí, aprender por qué esas manchas y marcas aparecen, es el primer paso para decirles adiós.

El acné se va, pero sus memorias se quedan. Cuando una espinilla se desvanece, tiende a dejar un regalito: una mancha gris oscura o achocolatada. Esta hiperpigmentación puede desaparecer en unos cuantos días o semanas, pero puede permanecer por mucho más tiempo, dependiendo del tipo o tono de tu piel. Para las personas de tez más oscura, como las de descendencia asiática, latina, indostana o africana, las marcas que deja el acné usualmente toman más tiempo en desaparecer. Y salir sin un protector solar mientras que la marca se está sanando, puede hacer que el tiempo de espera se prolongue mucho más.

Esas vacaciones en la playa se te ven por toda la cara. Ese brillo que te da el sol después de haber estado afuera, es realmente una herida a la piel, es por eso que cuando se te va el bronceado, la piel queda más pecosa, manchada y más áspera que antes. En los casos más extremos, tal daño puede transformarse en cáncer de la piel.

Tu labio superior parece como si tuviera la sombra de las cinco de la tarde. Puede que tengas melasma, un oscurecimiento disparejo de la piel, el cual ocurre a menudo alrededor de las mejillas, la frente, el puente de la nariz y el labio superior. La melasma es mayormente común en mujeres adultas, sobre todo aquellas de descendencia africana, indostana, asiática y latina. Es una condición hereditaria, pero como también los cambios hormonales pueden provocarla, los cambios en la pigmentación tienden a ocurrir durante el embarazo o por el uso de anticonceptivos.

Estás viendo rojo y no se está desvaneciendo. Algunas condiciones de la piel, como la rosácea, pueden hacer que los capilares se dilaten, resultando en manchas rojas permanentes, especialmente alrededor de la nariz y las mejillas. Esto casi siempre se empeora con la edad, sobre todo cuando te expones al viento, a temperaturas extremas o si tomas mucho alcohol con frecuencia.

observa la mancha crecer

Casi nadie anda por la vida sin acumular alguna hiperpigmentación no deseada; ni siquiera Miss Universo. Pero si una aspirante entrara hoy día a la oficina de Cheryl Thellman-Karcher con pecas, una mancha achocolatada, o un grupo de capilares rotos, tendría una gama de opciones en cuanto a tratamientos. He aquí una lista de posibilidades:

Protector solar.
Un buen protector solar para el cutis combate la pigmentación dispareja de dos maneras: Primero, previene que aparezcan manchas al evitar la luz ultravioleta dañina. Segundo, no permite que el sol haga que las manchas existentes se pongan más oscuras. De nuevo, el protector solar es especialmente importante para las que tienen tez asiática, africana, indostana o latina, porque las de piel más oscura son más propensas a la hiperpigmentación. Sin embargo, los dermatólogos enfatizan que todas debemos ponernos un factor de protección solar (FPS) de al menos 15, antes de salir, ya sea para hacer compras (aunque el cielo esté nublado) o para ir a la playa. Asegúrate de volver a aplicártelo cada dos horas al asolearte. Para más información sobre el protector solar, ve a la página 44.

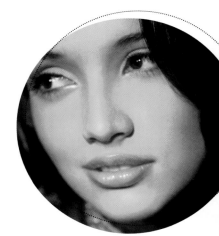

Amelia Vega, República Dominicana
Miss Universo 2003

Antioxidantes.
Los antioxidantes, como los que se encuentran en el té verde y en las vitaminas E y C, podrían ayudar a limpiar los radicales libres generados por la luz del sol. Si no haces nada, esos radicales te pueden causar no sólo cáncer, sino también pecas y manchas de envejecimiento. Escoge un antioxidante que contenga loción con protector solar. Para más información sobre antioxidantes, ve a la página 67.

Productos blanqueadores tópicos.
Hay una gran variedad de lociones y cremas diseñadas para aclarar la piel manchada y llena de granos. Las cremas que contienen ácidos alfa hidróxidos tal vez puedan ayudar en caso de ciertas condiciones como la melasma, al quitarle a la piel las capas superiores. No obstante, las cremas blanqueadoras que contienen hidroquinona son mucho más eficaces. Algunos combinan el blanqueador con los retinoides diseñados para acelerar la renovación de las células. Los tratamientos blanqueadores tópicos pueden requerir meses de uso constante para ver los resultados. Y debido a que pueden dar resultados impredecibles, especialmente para personas de tez oscura, es importante usarlos bajo la supervisión de un doctor.

Microdermabrasión.
Básicamente un mecanismo pulidor de alta tecnología para la piel, la microdermabrasión exfolia las capas superiores de la epidermis usando un rociador de cristales de óxido de aluminio. Después de múltiples sesiones, con unas cuantas semanas de separación, las manchas superficiales serán menos visibles.

Los lásers y las fuentes de luz.
Si tienes menos tiempo —y más dinero— para gastar, ciertos lásers y otros tratamientos de luz ofrecen una manera acelerada de remover la hiperpigmentación de la piel. Los lásers que no cortan (los cuales son menos invasivos) son relativamente de bajo riesgo y tienen pocos efectos secundarios (después del tratamiento, por lo general puedes regresar a trabajar al día siguiente). Pero estos son típicamente menos efectivos que los lásers que cortan, los cuales trabajan en las capas más profundas de la piel. Sólo recuerda que mientras más poderoso sea el láser, más será el riesgo de tener cicatrices, al igual que manchas achocolatadas y blancas.

> ## verdad universal 👑👑👑
> Tal vez no haga que las pecas desaparezcan, pero Bárbara Palacios (Venezuela, Miss Universo 1986) asegura que su exfoliación casera hace que el resplandor de su piel aumente: «Mezclo azúcar con aceite de oliva para crear una pasta y me lavo la cara muy suavemente con esta, una vez a la semana», dice ella. Esto es mejor para las pieles secas y que no son propensas al acné.

problema del cutis número 3: envejecimiento de la piel

«Me fascina tener treinta y ocho años de edad», afirma Angela Visser (Holanda, Miss Universo 1989), quien no está ni un poquito intimidada por la posibilidad de envejecer. En efecto, sus ídolos de la belleza y de la moda son mujeres que aceptan su edad, en vez de combatir cada línea y cada arruga. Es muy fácil que lo diga Angela. Esta nueva mamá todavía se ve tan fabulosamente radiante como el día en que ganó la corona. La mayoría de nosotras optamos por un método más preventivo cuando se trata de lidiar con las señales visibles del envejecimiento. La primera medida de prevención: Prepárate.

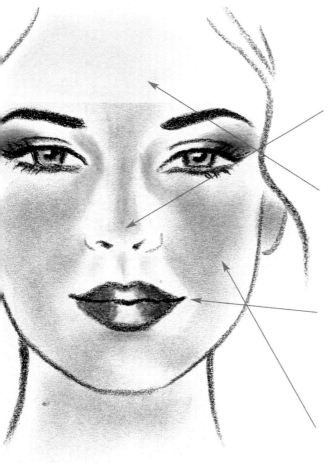

una arruga en el tiempo

Esta no será una imagen justa pero, oye, es la realidad. El inicio del proceso natural del envejecimiento de la piel comienza después que dejas tus años de adolescencia, cuando la renovación de células empieza a disminuir levemente, y la grasa y el colágeno a decrecer.

Hiperpigmentación. Esas manchas achocolatadas y esas marcas rojas ya mencionadas tienden a aumentar con la edad, mayormente por los años acumulados de los daños causados por el sol y por la disminución de la renovación de las células.

Sequedad. Tu piel produce menos grasa al ir envejeciendo, especialmente durante y después de la menopausia. Eso significa que aunque te la pasaras limpiándote tu nariz grasosa cuando tenías unos veinte años de edad, veinte años después tu cara se sentirá tensa y escamosa. Esta falta de hidratación natural puede hacer que tu piel se vea como un papel y menos flexible.

Arrugas y líneas finas. La producción de colágeno y elastina disminuye dramáticamente cuando uno envejece. Esto reduce la elasticidad de la piel, junto con su habilidad de recuperarse de la rutina de estiramientos y movimientos. Los gestos repetitivos como entrecerrar los ojos y sonreír, empiezan a convertirse en líneas finas y arrugas.

Pérdida de grasa. En cualquier otra parte del cuerpo esto sería bueno, pero la pérdida de la grasa natural de la cara que ocurre al envejecer, no sólo hace que las mejillas se vean más hundidas, sino que causa un decaimiento general que se extiende hasta el cuello.

Detén al tiempo

La Miss Universo promedio no es mucho mayor que una joven graduada de la universidad, lo que significa que está tan tranquila que ni se da cuenta que hoy en día existen millares de tratamientos en el mercado para retrasar el envejecimiento. A continuación ofrecemos un curso intensivo sobre lo último que acaba de salir y lo mejor.

Del tubo. Los tratamientos tópicos son la línea de ataque menos invasiva en cuanto a las señales visibles del envejecimiento. Muchas de las cremas y lociones que se usan para combatir la hiperpigmentación (ver la página 66) también pueden servir para suavizar la piel y las líneas finas. Como por ejemplo, el protector solar ofrece un ataque preventivo al filtrar los rayos ultravioleta que causan la vejez prematura. Algunas investigaciones señalan que las cremas que contienen cobre y péptido pueden ayudar a disminuir y prevenir futuras líneas finas. Para quitar las capas superiores de la piel y revelar las suaves que están debajo, algunos doctores aconsejan una loción tonificante con ácido alfa hidróxido. Los retinoides (como Renova, Tazorac y otros productos que se pueden adquirir sin receta que contienen retinol) proveen una exfoliación mucho más fuerte a las capas superiores de la piel y también estimulan la producción de colágeno. Sólo recuerda que los retinoides y el retinol aumentan la sensibilidad al sol. Esto significa que siempre deberías aplicártelos al acostarte y ser especialmente diligente en cuanto a ponerte el protector solar durante el día.

Del laboratorio químico. Las exfoliaciones químicas remueven la capa superficial de las células de la piel para revelar la piel fresca y joven que está debajo. Para suavizar las líneas finas y reducir las manchas de envejecimiento, la mayoría de los dermatólogos usan una solución de ácido glicólico, ácido láctico o ácido salicílico. Las exfoliaciones químicas más profundas tienen mayor riesgo y un periodo de espera más largo, pero cuando se hacen satisfactoriamente bien, borran una gran mayoría de los daños que se tienen en la piel. Las exfoliaciones químicas superficiales tienen un riesgo mínimo pero requieren varios tratamientos antes que se puedan ver buenos resultados. Con eso dicho, cualquier exfoliación química (aunque sea leve, de las que no requieren receta) le dará un resplandor y un color rosa inmediato a tu piel, suponiendo que no seas alérgica a los ingredientes. Asegúrate de hacerte una prueba alérgica antes de empezar.

De la jeringa. Para las arrugas y líneas más persistentes, y si quieres ver resultados inmediatos, las inyecciones ofrecen un arreglo más rápido y eficaz. Sin lugar a duda, la más popular de todas es el Botox (o toxina *Botulinum*), que reduce la actividad de los músculos responsables de las arrugas. Es mejor cuando se usa en la parte superior de la cara, como la frente y entre los ojos, por ejemplo. Una alternativa o un complemento al tratamiento de Botox son los rellenos de tejidos suaves, como el colágeno y el ácido hialurónico. Los más esponjosos son muy buenos para rellenar los labios, los cuales tienden a arrugarse por la vejez. Y las mujeres están usando rellenos de todas clases, más y más, para suavizar tanto las arrugas profundas (como las que se extienden desde la nariz hasta las esquinas externas de la boca) como las finas (como las de la sonrisa). Recuerda que cada inyección tiene una longevidad específica proyectada. Habla acerca de las opciones y los riesgos con tu doctor.

el arte de envejecer con gracia

¡Qué arrugas ni qué arrugas! Las Miss Universo ganadoras parecen tener el don de conservar la belleza al pasar de los años. En esta foto del 2005, Sylvia Hitchcock Carson (Estados Unidos, Miss Universo 1967) y Margaret Gardiner (Sudáfrica, Miss Universo 1978) comprueban que la edad verdaderamente radica en la mente.

en sus propias palabras

«Si anduviese con una ropa muy recatada, de inmediato me pondría en la categoría de una mujer mayor. No creo en la rigidez a cualquiera edad; es mejor verte como realmente eres. La gente me dice que me veo más bonita ahora que cuando gané el concurso de belleza».

—Sylvia Hitchcock Carson, EE.UU., Miss Universo 1967

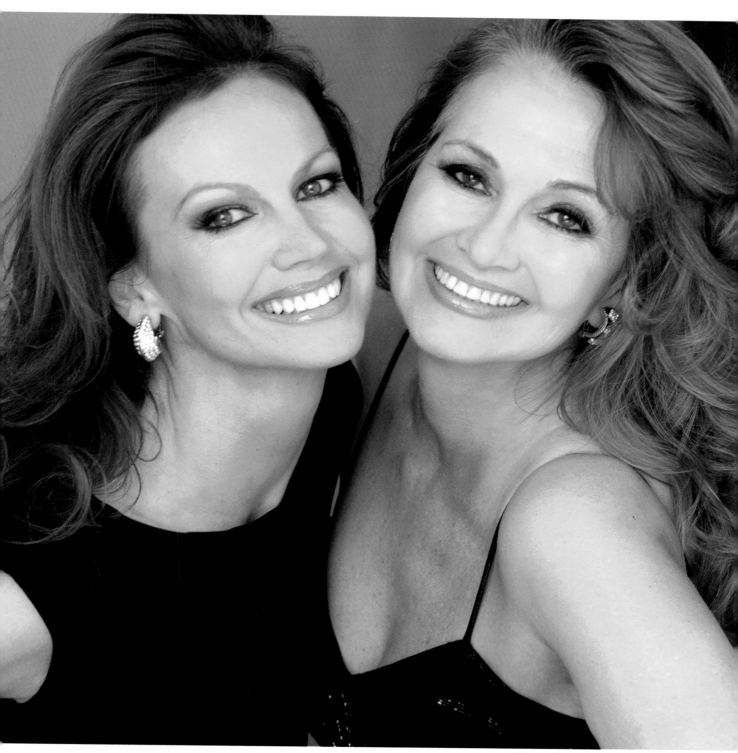

Izquierda: Margaret Gardiner, Sudáfrica, Miss Universo 1978
Derecha: Sylvia Hitchcock Carson, EE.UU., Miss Universo 1967

salvación para la piel en un frasco

Dar uniformidad a la textura y a la pigmentación de la piel es mucho más fácil que nunca, gracias a la gran cantidad de cremas, lásers e inyecciones disponibles. Pero no te olvides del método original de perfección para la piel: el maquillaje. Una buena base y un buen polvo pueden hacer que el tono de la piel se vea más uniforme y desvanecer las manchas y las cicatrices, y hasta minimizar las apariencias de las líneas y de las arrugas. No se requieren citas médicas con ningún dermatólogo, ni una cartera con mucho dinero.

la fórmula para el éxito

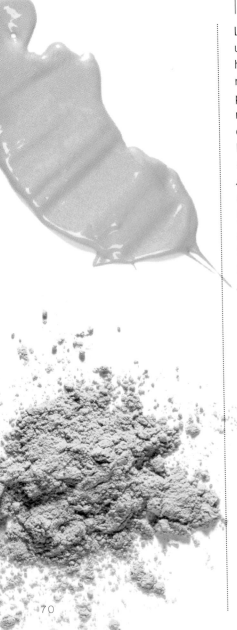

Los estantes de los almacenes por departamento y de las farmacias están llenos de una selección enorme de bases, polvos y correctores, cada uno prometiéndote que harán que tu cutis se vea absolutamente impecable. No vamos a mentirte: pocos maquillajes harán que cada grano y mancha desaparezcan por completo y los que pueden, usualmente son muy pesados para emplearlos a diario. «Las bases ideales no son las que ocultan la piel», dice la artista del maquillaje CoverGirl, B.J. Gillian, que trabaja con las Miss Universo actuales y con las que aspiran al título, las Miss Estados Unidos, las del maquillaje CoverGirl y las Miss Teen Estados Unidos. «Deben combinar con la piel». La base compacto de CoverGirl *Advanced Radiance Age-Defying* y la línea de bases y polvos de TruBlend son opciones fabulosas. He aquí la manera de encontrar tu fórmula perfecta.

Hidratante con color. El énfasis actual es el cuidado de la piel, y luego cubrírsela lo menos posible. Es por eso que las hidratantes con color están convirtiéndose rápidamente en una alternativa favorita por encima de las bases verdaderas. Advertencia: Como estas sólo dan un lavado de color muy leve, las hidratantes con color son mejor usadas para darles uniformidad a las pieles que relativamente no tienen manchas, y no para esconder grandes imperfecciones.

Base líquida. La base líquida, usualmente transparente o traslúcida, viene en una variedad de pesos. Las fórmulas más aguadas ofrecen un poco más de cobertura que las hidratantes con color, sin que se sienta ni un poquito pesada sobre la piel. Además no contienen aceite, las cuales son perfectas si eres propensa al acné. Las fórmulas más espesas pueden aminorar la apariencia de las manchas, especialmente si se les pone un poco de polvo por encima.

Base cremosa. Empacadas en frascos o polveras, las bases cremosas ofrecen una cobertura rica y espesa; típicamente lo suficiente como para ocultar cicatrices, marcas rojas y espinillas obvias. Sin embargo, irónicamente, si tienes problemas tan serios que necesiten tal cobertura, quizás deberías evitar la mayoría de las bases espesas, ya que tienen la tendencia a tupir los poros. Si eres propensa al acné, quédate con las bases libres de aceite que contienen una medicina para combatir las espinillas, como el ácido salicílico.

Base de cobertura dual. Esta base compacta de cobertura dual empieza cremosa y luego se vuelve polvo al secarse. La ventaja de estas fórmulas: el acabado aterciopelado y mate que le dan al cutis. Si tienes la piel seca y escamosa, evita el maquillaje de cobertura dual porque puede hacer que tu cutis se vea como si estuviese lleno de tiza.

los polvos

Se puede usar polvo en vez de base, o por encima de ella. Los mejores vienen en dos fórmulas básicas: suelto y compacto.

Polvo suelto.
La gran fama que tiene el polvo suelto: ni siquiera se siente en el cutis y deja un acabado suave y pulido. Escoje versiones pigmentadas que combinen con tu piel o traslúcidos y transparentes, que contienen una pigmentación mínima. La mayoría de maquilladores fijan la base rociando polvo suelto ligeramente sobre la cara, para que el maquillaje dure y para prevenir el brillo.

Polvo compacto.
El polvo compacto viene en un envase pequeño y ofrece una cobertura y un acabado más espeso que el polvo suelto, sin mencionar que permanece puesto por mucho más tiempo. Por esta razón, muchas mujeres lo usan en vez de la base, cerciorándose de retocarse durante todo el día, las áreas brillosas como la de la zona T.

los correctores

Corrector líquido.
Los correctores líquidos usualmente vienen en un frasco y ofrecen un poco más de cobertura que una base normal. Son típicamente aplicados con una varita.

Corrector cremoso.
Los correctores cremosos, que por lo general se venden en un tubo, crean una imagen más rica y moderadamente opaca.

Correctores en pasta.
Los correctores en pasta tienden a venir en paletas o en potes. Su consistencia pastosa se adhiere a la piel y permanece puesta, haciéndolos ideales para las áreas texturizadas como las cicatrices.

Corrector de colores.
Los correctores con colores están hechos en una variedad de formulaciones; vienen en tonos como rosado, verde y naranja. Aunque muchos expertos juran que tienen la habilidad de neutralizar cualquier decoloración de la piel en todo el mundo (supuestamente el verde neutraliza al rojo), pueden ser arriesgados si no sabes lo que estás haciendo. Es mejor escoger un corrector que combine con tu piel (o uno que sea un tono más claro que el color natural de tu piel) si te sientes un poco nerviosa al respecto.

a la una, a las dos, ¡y a brillar!

Cuando Maritza Sayalero (Venezuela, Miss Universo 1979) estaba compitiendo por la corona no era muy común usar pasta de maquillaje compuesta de polvo y agua. Gracias a Dios, muchas cosas han cambiado desde ese entonces. Hoy en día, sabes que te has puesto tu base apropiadamente y nadie más lo sabe. He aquí cinco pasos para una base hermosa.

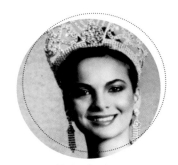

Maritza Sayalero
Venezuela, Miss Universo 1979

1. **Límpiate la cara.** Lávatela con una crema limpiadora ligera. Usa un exfoliador ligero sobre cualquier parte seca, ya que la base y el polvo tienden a hacer que las áreas escamosas sobresalgan.

2. **Sécatela.** Sécate la cara suavemente con una toalla limpia, luego aplícate una crema hidratante sin aceite (o una más nutritiva si tu piel es muy seca) sobre las áreas ásperas y resecas. Si estás usando una hidratante con color en vez de una base, aplícate una capa sobre toda la cara y procede al paso número cuatro.

3. **Ponte una base.** Permite que tu piel absorba cualquier hidratante por cinco minutos. Luego, utilizando una esponja de maquillaje limpia, aplícate un poquito de la base sobre los párpados, la nariz y el centro de las mejillas. Difumina la fórmula sobre la cara (no te olvides debajo de los ojos) con su esponja hasta que el maquillaje ya no se pueda ver sobre la piel. Si estás usando polvo compacto en vez de una base, aplícalo sobre toda la cara, o sólo en los lugares que requieren cobertura.

4. **Disfraza las extras.** Aplícate un corrector del color de tu piel sobre tus imperfecciones y difumínalo hasta que ya no pueda ser visible.

5. **Usa el polvo.** Para un acabado adicional, o para evitar que tu cutis brille en exceso, rocía polvo traslúcido sobre la base.

añádele color

Ninguna aspirante a Miss Universo que se respete a sí misma pensaría subir al escenario sin una buena cantidad de rojo o rosado en sus mejillas. No es recomendable usar esa cantidad de color en la vida real, pero no hay ni una mujer que no se beneficie con un poco de colorete o bronceador, e incluso un toque de iluminación.

Coloretes. Los coloretes vienen en polvos, cremas y geles. Si ya estás usando polvo suelto, no puedes hacer más que emplear un colorete en polvo. (De otro modo tendrás una cara pastosa.) El colorete en polvo es fácil de aplicar y se queda sobre el cutis por más tiempo. El colorete en crema es mejor para el cutis seco y no se adhiere a las pieles grasosas. Los geles ofrecen una inyección de color transparente y se difuminan fácilmente sobre la piel, dando así la impresión de que el color irradia desde adentro.

Bronceadores. Encontrarás muchos bronceadores en polvo y en crema, ambos le añaden un brillo pardo rojizo y suave a la piel. Las reglas del colorete también se pueden aplicar a los bronceadores: Si estás usando polvo, emplea un bronceador en polvo; elije un bronceador en crema si tienes una base cremosa. Los bronceadores vienen en una variedad de colores, pero el mejor para ti es casi siempre un par de tonos más oscuros que el color original de tu piel. Se ven más naturales cuando se usan durante el verano o al principio del otoño.

Iluminadores. Los iluminadores son cremas y polvos con un brillo sumamente leve. (Evita los que tienen destellos evidentes sobre la piel.) Usa una pizca sobre el colorete o el bronceador, estos están diseñados para añadirle un brillo leve a la cara; no uno integral. La clave al emplear iluminadores es hacerlo con moderación.

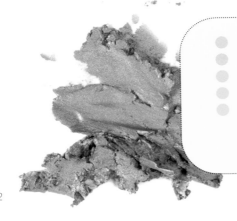

verdad universal

Los últimos coloretes que han salido al mercado son tan transparentes que muchas mujeres podrían usar virtualmente cualquier color que quisieran. No obstante, como regla general, las que tienen la piel más clara se ven mejor con rosados y color fresa. Las de cutis color oliva se ven mejor con albaricoques y rojo ladrillo.

Si se aplican bien el colorete y el bronceador, pueden avivar y darle un calorcito a la cara. Si se aplican mal, ese color adicional puede verse sospechosamente como un salpullido causado por fiebre. Para las que prefieren el primer método, hemos trazado un mapa a seguir. Nota que las ilustraciones son exageradas para mostrar la aplicación.

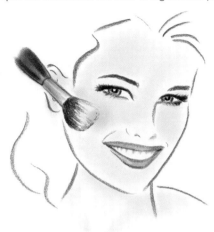

Sonríe ante el espejo para que los pómulos de las mejillas se vean. Si vas a usar un colorete en polvo, aplícatelo sobre los «pómulos». Luego difumina lo que sobra en la brocha hacia las orejas. Si estás empleando un colorete en crema o gel, utiliza una esponja o tus dedos para girarlos sobre los pómulos, y luego difumina con toquecitos lo que queda hacia tus orejas. Termina aplicándote un poco de iluminador sobre los pómulos.

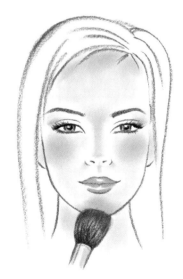

Difumina para una apariencia natural.

Aplícate bronceador usando una brocha grande y esponjosa, o las puntas de tus dedos, dondequiera que el sol te daría en la cara naturalmente. Las mejores partes son tus pómulos, el centro de tu frente (cerca del nacimiento del pelo), la barbilla y el puente de tu nariz. Úsalo para una apariencia mejor.

artículos indispensables

Prevenir, reparar y ocultar las imperfecciones de la piel no es cosa fácil; necesitas armarte con el equipo apropiado.

Colorete y bronceador. Escoje un tono sutil de colorete y de bronceador para el día y uno que se vea un poco más dramático para la noche.

Brochas. Tu caja debe incluir dos brochas grandes de cerda natural para aplicar el colorete o bronceador y el polvo suelto; una brocha pequeña de punta plana y una más puntiaguda para el corrector; un paquete de esponjas limpias para ponerte la base.

Limpiador. Busca un limpiador que te guste (y a tu dermatólogo), pero no temas volverlo a evaluar después de seis meses. La piel que se ve imposiblemente grasosa en el verano, puede volverse tensa y reseca en diciembre.

Base y polvo. Para encontrar el tono preciso que te quede perfecto, prueba tres colores diferentes de bases y polvos sobre la quijada, no en la parte posterior de tu mano, que usualmente es más oscura que tu cara. Para hallar el color que te combine a la perfección sin abrir el paquete, ponte el frasco contra la parte superior de la barbilla.

Iluminador. Acuérdate de usar un iluminador que te añada un brillo leve a la piel; no que destelle.

Hidratante. A menos que tu piel sea muy seca, empieza con una crema hidratante que no sea grasosa. Las lociones que contienen protector solar son geniales, pero como la mayoría de nosotras tendemos a aplicarnos los hidratantes para la cara en pequeñas cantidades, quizás quieras mantener un producto de SPF a mano para cuando estés fuera por periodos largos.

Productos de tratamiento. Habla acerca de tus problemas con tu dermatólogo antes de seleccionar los productos que son mejores para ti.

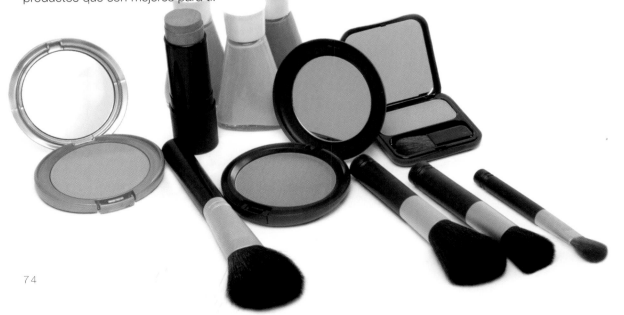

cómo esconder casi todo

Cuando no se tiene tiempo o dinero para una cita de láser y tu maquillaje regular no te está haciendo efecto, es tiempo de sacar el corrector. Al fin, una cura para cualquier imperfección facial que tengas.

Cicatrices del acné. Esconde las cicatrices del acné con un corrector pastoso, llenando el centro de la cicatriz. Para una cicatriz en relieve, ponte un poquito de corrector ligeramente sobre la parte de arriba. Termina poniéndote polvo suelto sobre el área.

Ojeras. Para ocultar las ojeras, aplícate primero un poco de base usando una esponja húmeda. Luego presiona un corrector cremoso sobre las ojeras con una brocha pequeña y plana. Date toquecitos con la esponja limpia y húmeda, y luego usa una mota de algodón para ponerte polvo suelto sobre el corrector.

Pecas y lunares. No esperes poder tapar las pecas y lunares completamente; ¿por qué querrías hacerlo? En vez de eso, escoje una base que se seque con un acabado en polvo. Usando una mota de algodón, presiona la fórmula sobre la piel. Para tapar un lunar más prominente, aplícale un corrector opaco y espeso por encima. En vez de difuminarlo, permite que se seque por un minuto y fija el corrector en el sitio deseado con un poco de base compacta.

Espinillas. Algunos expertos dicen que se puede minimizar lo rojo de las espinillas al empapar un bastoncillo de algodón con Visine y ponerlo en el congelador por un minuto. Luego ponlo sobre la espinilla por treinta segundos, déjalo secar, y luego ponte un poco de corrector pastoso sobre el grano. Usa una brocha pequeña y plana para difuminar las esquinas, permite que el corrector se seque, y luego añádele otra capa si lo necesitas. Termina con ligeras aplicaciones de polvo suelto.

Lo rojo. Aplícate la base como normalmente lo harías, luego ponte una capa ligera de corrector cremoso (prueba uno que se parezca perfectamente a tu piel) en las manchas que todavía están rojas. Espera unos minutos para que se seque, y luego aplícate otra capa, y repite el proceso hasta que lo rojo se desaparezca. Rocíate polvo suelto para sellar el maquillaje.

el evento del cabello

Wendy Fitzwilliam, Trinidad y Tobago, Miss Universo 1998

Cuando una buena amiga le rogó a Wendy Fitzwilliam que entrara al concurso de Miss Trinidad y Tobago hace casi una década, ella era estudiante de derecho en ciernes y estaba mucho más absorta en libros que en la belleza. «Las concursantes me parecían muy superficiales, sin promesa ni futuro», recuerda Wendy. «Pero luego mi amiga me dijo: "Lo peor que puede pasar es que ganes y tengas unas tres semanas de vacaciones cuando representes a nuestro país en la competencia de Miss Universo"».

Lo peor pasó… dos veces. Wendy tomó la corona de su país y luego viajó a Hawai donde cautivó a los jueces del certamen Miss Universo. En retrospectiva, ella deja ver que competir para conseguir el título mundial no se puede calificar precisamente como unas vacaciones. «¡Me encantó, pero eso realmente era trabajo!», dice Wendy. «Estaba decidida a quedar como una de las diez finalistas. Trato de no hacer nada menos que el cien por ciento».

Actualmente en Trinidad, su tierra natal, la belleza inteligente todavía se rehúsa a dormir sobre sus laureles. Wendy se mantiene firmemente en la notoriedad pública como ejecutiva en una compañía tecnológica muy destacada, como Embajadora de Relaciones Laborales para las Naciones Unidas [Goodwill Ambassador to the United Nations], y como presidenta de la fundación Hibiscus, una organización que creó para aumentar la concientización acerca del Sida. Así que cuando se trata de apariencia, no puede darse el lujo de tener ni un pelo fuera de lugar. Y esta es toda una hazaña en el Caribe, que es tan húmedo; donde las temperaturas suben regularmente a los cuarenta grados centígrados y el promedio de la humedad se mantiene en un ochenta y cinco por ciento. A continuación mostramos la manera en que puedes mantener tu cabello suave, brillante, y fabuloso durante todo el año y en cualquier latitud.

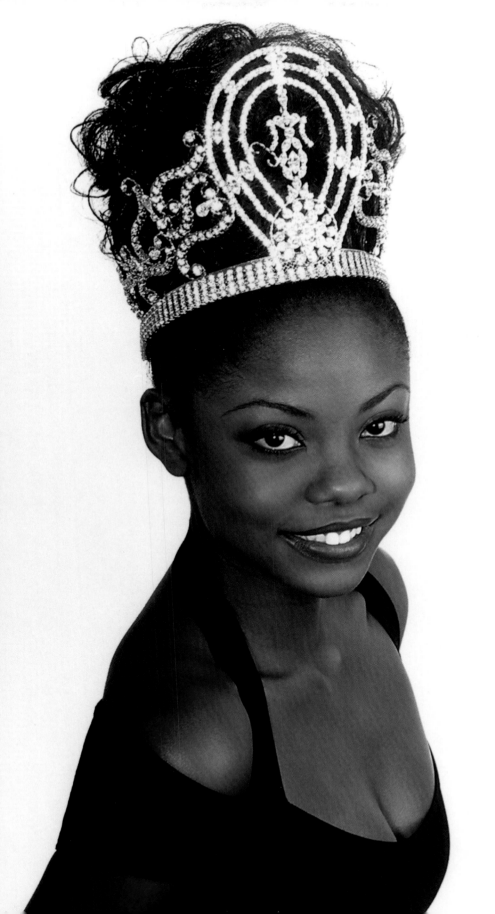

empieza fresca

Las aspirantes a Miss Universo tienen una relación íntima con las espumas, los aerosoles y los geles para el cabello. Lamentablemente, los mismos productos que mantienen en su sitio a esos peinados altos, pueden dejar un residuo pesado y pegajoso, si no se lava de la manera correcta. Lo mismo se aplica para los sérums ligeros de silicona y las cremas para rizos que muchas de nosotras usamos a diario. La clave para tener un cabello que se vea brillante, sano y con cuerpo es: lavarse sólo lo suficiente como para mantener fuera la acumulación que le quita el brillo y luego aplicarse un buen acondicionador para evitar que el cabello se le reseque. El estilista de Nueva York, John Barrett, que ha sido el peinador principal de Miss Universo por años, revela cuatro maneras para mantener limpia tu cabellera.

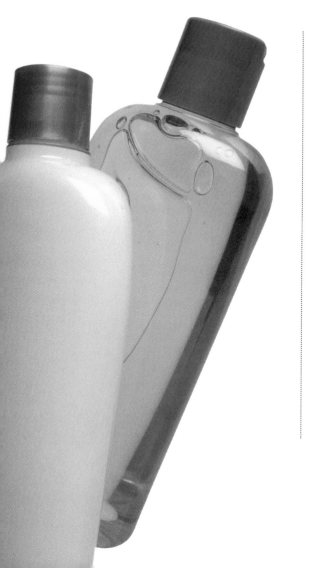

Examina la etiqueta. Escoje champúes y acondicionadores que complementen tu tipo de cabello. Para aquellas con cabello fino o grasoso, «Es mejor usar un champú transparente (uno que no diga cremoso en ningún lado del frasco) y un acondicionador ligero», dice Barrett. Si tienes el cabello más grueso y seco, busca champúes diseñados para hidratar, y acondicionadores que contengan jojoba, aguacate y aceites de semilla o de nuez. Y aunque las mujeres que tienen cabello normal pueden usar casi cualquier fórmula de buena calidad, Barrett sugiere que le aumentes el brillo al cabello dándole un tratamiento de vinagre blanco una vez al mes. «Diluye dos cucharadas en un poco de agua y enjuágate el cabello con este tratamiento», dice. «Esto balanceará el ph, haciendo que el cabello se vea extremadamente sano».

Haz espuma. Masajea un cuarto de cucharada de champú en tu cabello, asegurándote de incluir el cuero cabelludo y la nuca, donde tienden a acumularse la grasa y el sucio. Al mover tus dedos con pequeños movimientos circulares, harás que aumente la circulación de la sangre, haciendo que el cabello crezca más rápido y traiga los aceites frescos y sanos a la superficie para así tener una melena más reluciente.

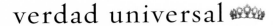
No repitas. Puesto que en la vida real no se requiere la cantidad de fijador extrafuerte para el cabello que usan las concursantes, ponerse champú dos veces durante un baño casi nunca es necesario. Es más, Barrett sugiere que cada dos días te deberías poner el acondicionador solamente y no el champú, para así mantener el cabello hidratado y dócil. «El noventa y cinco por ciento de las personas se lavan el cabello demasiado», afirma él. «Esto también va para las mujeres que tienen el cabello grasoso. Lavarse el pelo muy a menudo sobreestimula el cuero cabelludo y hace que produzca más grasa».

Acondiciona correctamente. El acondicionador es esencialmente un hidratante para tu cabello, rellenando las áreas que están dañadas y sellando la cutícula para que se vea más suave y se sienta más dócil. Pero hasta la mejor fórmula es tan efectiva como la aplicación. Para cubrir cada hebra de cabello uniformemente, primero frota el acondicionador entre tus manos, luego pásatelo por encima como un rastrillo usando tus dedos, desenredándolo suavemente, o arrástrate el acondicionador por el pelo empleando una peinilla de dientes anchos. Como los tres centímetros de cabello que están más cerca del cuero cabelludo son usualmente grasosos, conserva el acondicionador lejos de las raíces. Cualquiera sea el tipo de cabello que tengas, dale un enjuagado final con agua fría para ayudarlo a suavizar las raíces y aumentar el brillo.

un sucio secretito

John Barrett ha realizado tantos peinados altos dignos de una corona, que prácticamente puede hacer un rodete o un moño francés mientras duerme. ¿Uno de sus mejores secretos para obtener resultados elegantes e impecables cada vez? No te laves el cabello. «Es más fácil trabajar con un cabello que está un poco sucio», dice él. «Es más moldeable y tiende a quedarse en su sitio». Si ya te habías lavado el cabello esa mañana, añádele un poquito de mugre masajeándole un poco de pomada.

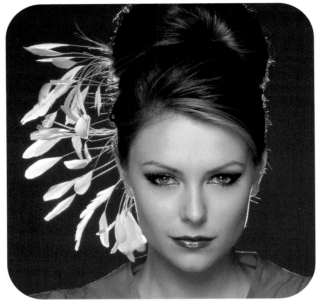

Jennifer Hawkins, Australia, Miss Universo 2004

verdad universal

Yvonne Agneta-Ryding (Suecia, Miss Universo 1984) admite que se alisa su cabello rizado con una plancha plana, pero que contrarresta el daño al darle un giro propio a uno de los consejos favoritos del estilista John Barrett. Una vez a la semana, después de hacerse el champú y secarse el cabello suavemente, se aplica una mascarilla diseñada para el cabello grueso y seco, como el *Kérastase Nutritive Masquintense*. «Luego me meto en el sauna por unos quince minutos, para que mi cabello se caliente», dice. El calor acelera la penetración en el cabello y ayuda a retener los acondicionadores para obtener resultados aún más suaves y sedosos.

Angela Visser (Holanda, Miss Universo 1989) tiene una manera de cuidarse el cabello que no le da espacio a las secadoras, los rollos ni a las tenazas calientes. «Yo dejo que se seque al aire libre todos los días», dice. «La única vez que usé esas herramientas fue para los eventos de Miss Universo». Y como cualquier concursante puede atestiguar, ninguna mujer es inmune a los efectos freidores de las secadoras de pelo, los rollos y las tenazas calientes. El truco es saber cómo reducir los daños y cómo hacer que un cabello maltratado se vea como nuevo.

No juegues rudo. Secarse el cabello vigorosamente después de una ducha puede alterar las raíces y hacer que tu cabello sea difícil de peinar, resultando en más daño. La mejor forma de lidiar con mechones mojados: usa esa toalla para secártelos suavemente.

Usa un equipo protector. Antes de traer un estilizador caliente cerca de cualquier parte de tu cabeza, usa un aerosol o sérum diseñado para protegerla de daños. La línea de champúes y productos estilizadores de Farouk BioSilk Silk Therapy sellan hidratantes protectores en el cabello cuando se expone al calor. Y cualquier producto que contenga silicona, disminuye los daños al crear una barrera que trabaja como un escudo entre el aparato que uses y tu cabello.

Ahorra tiempo, salva tu cabello. Para un secado sin riesgo, deja que tu cabello se seque naturalmente hasta que esté húmedo, luego usa una secadora para darle forma. Ponla a temperatura mediana (no caliente), y manten la boquilla alejada del cabello por lo menos a seis centímetros de distancia.

Tómate un descanso. Cuando no están corriendo de un evento fabuloso a otro, las bellezas coronadas del mundo levantan sus pies y dejan que sus cabellos respiren. «Si tengo tiempo, trato de dejar que mi cabello se seque al aire libre lo más que pueda», dice Yvonne Agneta-Ryding (Suecia, Miss Universo 1984).

Alimenta tu cabeza. Para aquellas que baten, alborotan y torturan su cabello casi a diario, John Barrett cree que es esencial usar una mascarilla para el cabello que contiene un acondicionador profundo, por lo menos una vez al mes. A diferencia de las fórmulas de antaño que venían con unas gorras plásticas feas, las versiones modernas (Barrett hace una llamada *Bee Healed*) se aplican antes de acostarse y se enjuagan por la mañana. Mona Grudt (Noruega, Miss Universo 1990) usa un tratamiento profundo o su acondicionador regular antes de irse a dormir. «Me hago un rodete en el cabello, pongo una toalla alrededor de mi almohada, y me enjuago el cabello al día siguiente», afirma. «El cabello realmente recupera el brillo y se ve lleno de vida otra vez».

Oculta el daño. Cremas de silicona, aerosoles y sérums pueden esconder eficazmente los quiebres en el cabello y las horquetillas, siempre y cuando los uses en forma correcta. Como la sobredosis hace que el cabello se vea lacio y sin vida, aplícale sólo unas cuantas gotas a las puntas o a las partes crespas que selecciones. Una advertencia: la silicona es especialmente culpable de dejar residuos que opacan al cabello, así que las que la usan regularmente, deben lavarse el cabello con champú clarificante por lo menos cada dos días para no permitir la acumulación.

Córtatelo. Si los acondicionadores y las cremas estilizadoras más sedosas no pueden resucitar tus horquetillas rotas, elimínalas. «Algunas personas piensan que es mejor tener pedazos largos de cabello seco y quemado, que tener un cabello más corto y sano», dice Barrett, que recomienda que se corte el cabello regularmente cada seis a ocho semanas. «Cortarse sólo un centímetro puede hacer toda la diferencia».

cómo hacerse el corte

Es cierto que no existe una ley que dicte cuáles son los cortes que le favorecen a cada uno de los diversos tipos de rostros que existen, pero estas fotos parecen hablar por sí mismas.

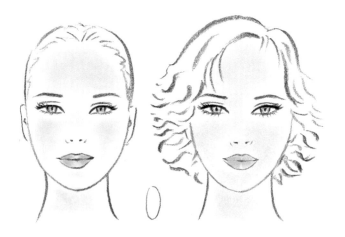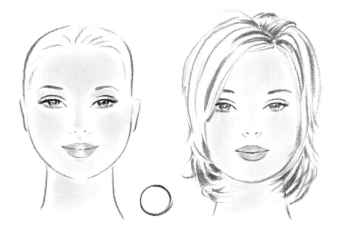

Si tu cara es ovalada

Escoje casi cualquier corte que quieras, pero recuerda que los estilos muy largos o muy cortos pueden hacer resaltar una cara larga. Para crear la ilusión de que tu rostro es más ancho, córtate un flequillo (si el cabello es liso) o realza tus ondas naturales (si el cabello es ondulado) con una secadora difusiva y una crema para rizos. Una melena a la altura de la barbilla también añadirá cuerpo al cabello.

Si tu cara es redonda

Escoje un corte que te cuelgue más abajo de la barbilla, o un estilo bien corto con capas. De cualquier forma, unas capas tenues que te cuelguen alrededor de las mejillas y la barbilla, harán que te veas menos ancha. Si te haces una partidura en un lado y te peinas hacia la coronilla, puedes hacer que la cara se te vea más larga.

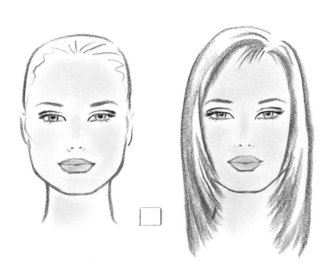

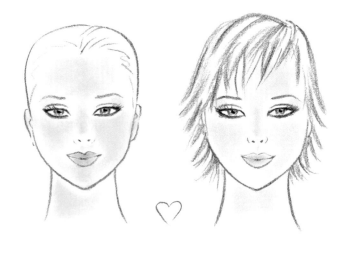

Si tu cara es cuadrada

Escoje cortes que enmarquen tu rostro para contra-rrestar lo duro que se ven la barbilla y la quijada. Si el cabello es largo, eso significa que tienes que cortár-telo en capas para que empiecen desde la quijada y gradualmente se vayan poniendo más largas hasta llegar a la espalda. Si lo quieres corto, pide un corte desigual o al estilo *pixie*. Y evita cualquier estilo sin puntas, incluyendo los peinados al cuadrado o los fle-quillos rectos.

Si tu cara tiene la forma de corazón

Escoje un corte grueso desigual a lo *pixie* que sea voluminoso arriba o un estilo más largo con capas que empiecen desde los pómulos y que se vayan alargando hacia abajo. Si tienes flequillos, estos se ven mejor si te los cepillas hacia un lado.

la condición del tinte

El color correcto puede lograr mucho más que sólo hacer que un cabello promedio se vea espectacular. Puede crear la ilusión de un cutis más claro y una sonrisa más brillante, y hacer que se vea más joven. Hoy Miss Universo está demostrando eso mejor que nadie. En vez de escoger automáticamente, digamos, un color rubio platino brillante, las bellezas coronadas del mundo están guiándose por el color de la piel, con resultados deslumbrantes. «La imagen es más apagada que en el pasado, pero todavía es muy llamativa», dice William Howe, colorista del Salón de Belleza John Barrett en Nueva York, quien ha estado arreglándoles el cabello a las ganadoras del título desde el año 2000. «Es una imagen más suave y también más femenina».

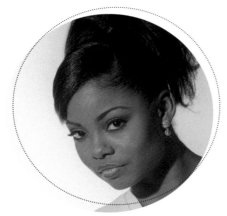

Wendy Fitzwilliam, Trinidad y Tobago
Miss Universo 1998

tez oscura
(piel dorada, oliva o morena)

El objetivo: Contrarrestar el color amarillento de la piel y evitar que el cabello se vea muy chillón en contraste con el rostro.

La morena insuperable: Chocolate castaño

La rubia voraz: Suave, dorado combinado con caramelo

La pelirroja más cautivadora: Un color oscuro de canela y caoba

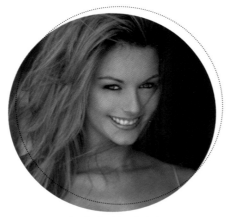

Jennifer Hawkins, Australia
Miss Universo 2004

tez clara
(blanca, a menudo de ojos verdes o azules)

El objetivo: Hacer que la piel se vea más cremosa y menos rojiza.

La morena insuperable: Ceniza parduzca

La rubia voraz: Tonos beige y champaña

La pelirroja más cautivadora: Color vino o rojo brillante

cómo aplicar rayitos en el cabello

Howe piensa que usar los kits para teñirse en casa que requieren un solo proceso no hace daño, si solamente estás alterando uno o dos tonos de tu cabello. Pero hacerse rayitos casi siempre requiere los ojos y las manos expertas de un profesional. (¡Por lo menos necesitas a alguien que pueda ver la parte posterior de tu cabeza!) La mayoría de los coloristas todavía crean rayitos separando partes decoloradas del cabello con papel aluminio. Pero Howe prefiere una técnica que se llama *baliage*, pintando los rayitos directamente en el cabello sin papel aluminio. Este método implica más arte, pero si se hace bien, crea una imagen que es ligeramente irregular y se ve muy natural. Y puesto que al blanqueador se le permite entrar levemente al resto del cabello, el resultado es que no se verán líneas demarcadoras fuertes y el crecimiento será menos obvio.

En cuanto a la aplicación, «no soy un gran fanático de nada que sea muy uniforme o simétrico», dice Howe. Como se ha dicho antes, la clave para teñirse bien el cabello es el lugar, el lugar, el lugar.

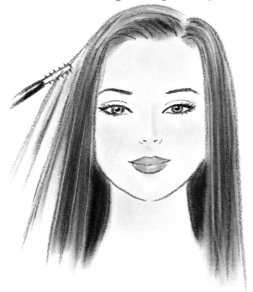

operación preservación

Los rayitos desteñidos pueden hacer que la corona de la concursante más bonita se vea horrible. Howe aconseja a sus clientes que se hagan el retoque cada cuatro a doce semanas. Mientras más lejos estás de tu color natural, más frecuentemente debes visitar el salón de belleza. Aquí exponemos la manera en que las mujeres más deslumbrantes mantienen, entre visitas, el color de su cabello vívido y por más tiempo.

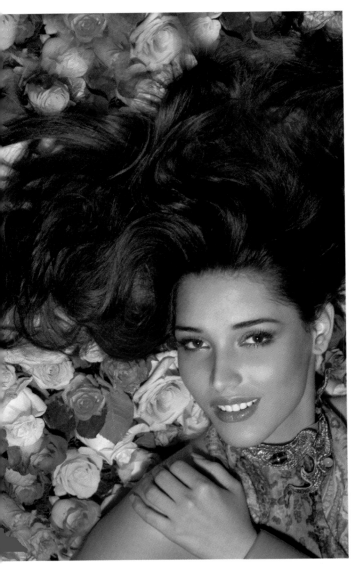

Amelia Vega, República Dominicana, Miss Universo 2003

Ensúciate un poco. Reducir las veces que te lavas el cabello a dos o tres cada semana, no sólo evita que tu pelo se reseque, sino que lo ayuda a mantener el color.

Escoje las fórmulas correctas. Cuando te laves el pelo, usa un champú y un acondicionador diseñado para cabellos teñidos. Dos líneas favoritas de Howe son: *Phytologie* y *Biolage*.

Sácate lo malo del pelo. Enjuágate el cabello apenas salgas del mar o de la piscina. «El agua salada actúa como un ácido que quita el color, y el cloro es el asesino de las rubias; he tenido muchas clientas que regresan de sus vacaciones de verano con el cabello verde», advierte Howe.

Protégete. Si el sol puede desteñir el sofá de la sala, piensa qué les hará a los rayitos de tu cabello que te costaron $300.00 dólares. En efecto, Howe muchas veces les baja unos tonos a sus clientes rubias que adoran el sol, antes que venga el verano, para evitar que sus cabellos se vean pálidos al llegar el tiempo de celebrar un día festivo. Para proteger cualquier tono y evitar la decoloración, aplica un acondicionador (preferiblemente uno que contenga filtros contra los rayos ultravioleta) sobre el cabello humedecido antes de exponerlo a los rayos del sol. O aún mejor, esconde todo tu cabello bajo un sombrero ancho o una pañoleta.

verdad universal ♛♛♛

Si absolutamente no puedes ir al salón de belleza (y necesitas un retoque con desesperación), Howe insiste en que no hay nada de malo en hacer una trampita. Y sugiere que compres un kit para teñirte en casa que se parezca al color base de tu cabello y te lo pongas en las raíces con una bola o un palillo de algodón.

cómo eliminar las canas

Para las mujeres afortunadas que fueron bendecidas con un color natural sensacional, hallar esas primeras canas es suficiente como para hacerlas querer sumergirse en un tanque de tinte. Sería sabio si recapacitaran. La mayoría de las canas salen en una misma área (por lo general en las sienes), así que usualmente es posible poner el color sólo en la porción afectada y dejar el resto de la cabeza en paz. Aquellas que están tratando de teñirse el cabello en casa, deberían escoger un tinte de un tono más claro que su color natural. «Es mejor equivocarse en lo más claro que en lo oscuro, especialmente cuando estés lidiando con el cabello que está alrededor de tu rostro», dice Howe, que aconseja usar un color semipermanente.

Para las mujeres que tienen canas esparcidas por todo el cabello, una visita a la colorista es tal vez una buena idea. «La mayoría de nosotras perdemos el pigmento de la piel al ir envejeciendo, así que un experto sabría si debes ir con un tono más claro o dos para compensar», comenta Howe. «Para alguien que tenga cuarenta y cinco años y un puñado de canas, probable- mente podría quedarse con su color base y pedir unos hermosos reflejos dorados. Si el ochenta por ciento de tu cabello es canoso, el color de tu piel puede que haya cambiado lo suficien- te como para requerir que también se aclare tu base».

la evolución del peinado

Aparte del sello característico de la prenda Mikimoto, el cabello de Miss Universo siempre ha sido su corona de gloria. Demos una mirada a la manera en que las bellezas internacionales se echaban su cabello hacia atrás, se lo planchaban y se lo enrollaban para ganar el premio.

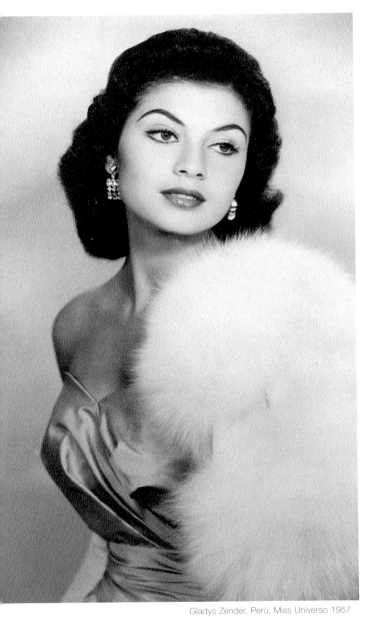

Gladys Zender, Perú, Miss Universo 1957

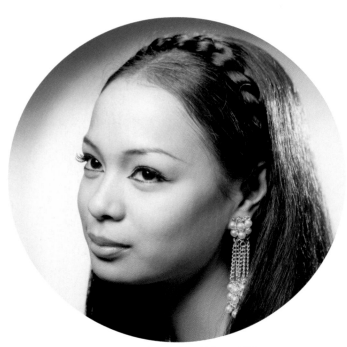

Gloria Diaz, Filipinas, Miss Universo 1969

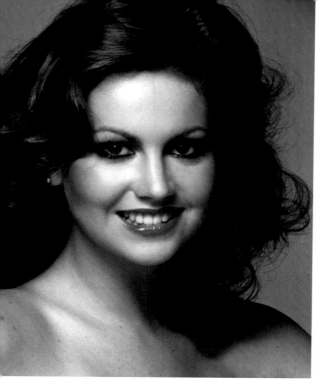

Margaret Gardiner, Sudáfrica, Miss Universo 1978

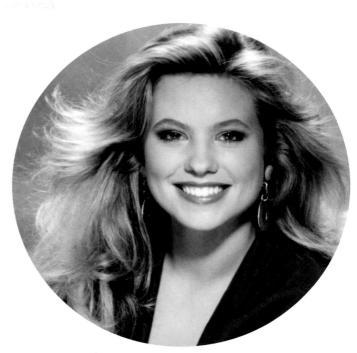

Angela Visser, Holanda, Miss Universo 1989

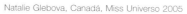

Natalie Glebova, Canadá, Miss Universo 2005

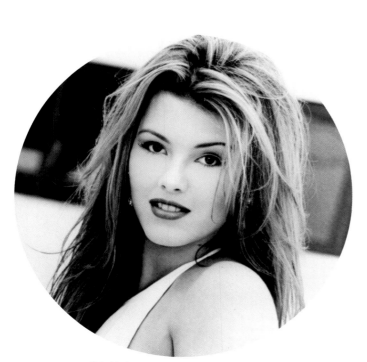

Alicia Machado, Venezuela, Miss Universo 1996

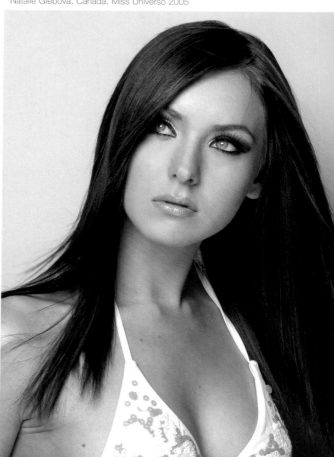

artículos indispensables

Cuando Maritza Sayalero (Venezuela) estaba compitiendo por el título de Miss Universo en 1979, tuvo que pedirle prestadas unas tenazas a su compañera de cuarto, Miss Colombia. Poco después de haber ganado, se compró las suyas, un juego de rolos calientes y una secadora de pelo con peinilla. Veinticinco años después, cuando se trata de sobresalir en la competencia, ser dueña de las herramientas correctas lo es todo.

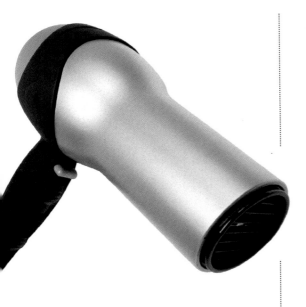

Secadora. El poder es lo que cuenta, así que busca una secadora que tenga entre 1,500 a 1,875 vatios. (Mientras más coposo sea el cabello, más son los vatios que se necesitan.) Los fanáticos intransigentes de las secadoras deberían considerar invertir en unos cuantos pitos y campanas: echarle aire frío al cabello durante los últimos minutos cuando se está terminando de peinar, puede añadirle brillo al cabello. Una boquilla dirige efectivamente el flujo de aire; el cual ayuda mucho para alisar el cabello. El difusor esparce el aire, una característica esencial para definir los rulos con cuerpo. Finalmente, las secadoras iónicas encogen las gotas de agua en el cabello, reduciendo el tiempo que toma para secarse.

Cepillos. «Un cepillo fabuloso que toda modelo y Miss Universo poseen es el *Mason Pearson*», declara John Barrett, el estilista de Nueva York. Sus cerdas ofrecen una combinación de jabalí natural (para el brillo) y de nylon (para el control). «Es perfecto para mantener el cabello bien liso. Cuando estoy peinando un cabello que se ve seco, froto una gota de aceite para bebé entre las palmas de mis manos, lo pongo en el cabello y lo cepillo bastante con el *Mason Pearson*». Aquellas que casi siempre se secan sus rizos (ver la página 81) también deberían comprarse un cepillo de cerda de jabalí grande y redondo.

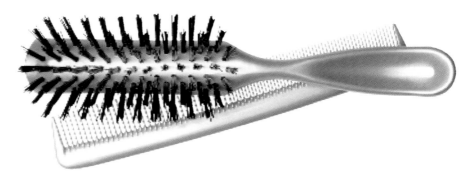

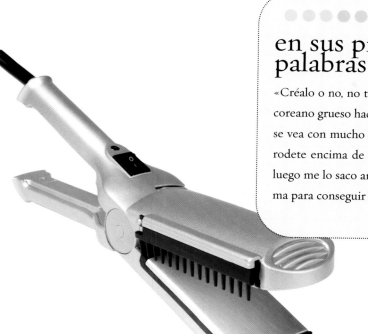

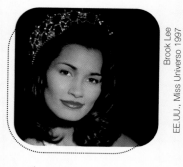
Tenazas. Tengas rizos o cabello lacio, las tenazas son invalorables. Cambia tus mechones rebeldes en ondas grandes suaves si usas unas tenazas grandes (que tengan más de tres centímetros de diámetro) horizontalmente y enrollando hacia las raíces en secciones de nueve centímetros. Para sacar rizos de un cabello más lacio, usa unas tenazas de dos centímetros verticalmente y enrolla secciones más pequeñas alrededor de ellas.

Plancha plana. Barrett llama a la plancha plana «una de las magias de las herramientas; la que toda mujer debe tener en su tocador». Estas maravillas vienen en una variedad de formas y tamaños, pero sus favoritas son pequeñas y angostas, las cuales son mejores para maniobrar el cabello grueso y rebelde. Y mientras que algunos modelos están diseñados para usarse cuando el cabello está mojado, Barrett aconseja esperar hasta que el pelo esté totalmente seco para evitar que se dañen.

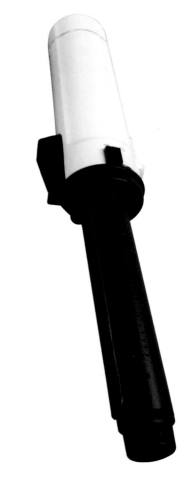

cabello africano

Como muchas trinitarias, Wendy Fitzwilliam tiene ascendientes africanos, lo que significa que su cabello requiere de mucho amor y cuidado. «Es un chiste continuo acerca de que las mujeres de color están obsesionadas con sus cabellos», dice Wendy. «Es verdad hasta cierto punto, pero es porque no es tan versátil en su estado natural como el de las mujeres blancas o asiáticas». Como a Wendy típicamente le gusta su cabello recto y suelto, se lo trata o se lo alisa químicamente cada ocho semanas, empleando a la misma profesional experimentada que ha visitado por años. «Mi cabello es muy fino, de modo que para evitar que se reseque, sólo confío en estilistas que son excelentes aplicando químicos al cabello de las mujeres de color», afirma. Veamos otras cuatro maneras en que Wendy mantiene su cabello en forma.

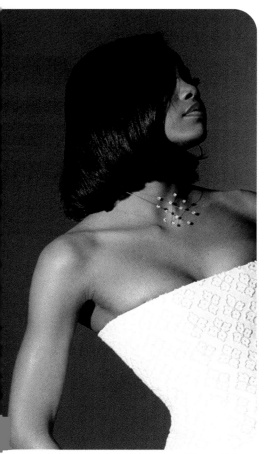

Wendy Fitzwilliam, Trinidad y Tobago, Miss Universo 1998

Lávate con cuidado.
El alisado puede dañar el cabello, disminuyendo su capacidad de retener humedad. Como los champúes le eliminan los aceites naturales, Wendy va al salón de belleza una vez a la semana para que se lo laven.

Limita el peinarte bruscamente.
Como secarse y ponerse rolos pueden quitarle vida a su cabello, Wendy lo hace con moderación, sólo después de esos champúes de una vez a la semana. Por los primeros tres días después de su secado y enrollado profesional, dice ella: «Todo lo que tengo que hacer es pasarme la mano por el cabello para arreglármelo por la mañana. Después de eso, me lo peino hacia atrás por el resto de la semana o me rizo las puntas con las tenazas».

Restaura la humedad.
El producto de isla desértica de Wendy para mantener su cabello hidratado es «la grasa para el pelo», declara. «Sólo me pongo un poquito en las yemas de los dedos y me lo aplico al cuero cabelludo. Un frasco usualmente me dura un año». (Ve a la farmacia y búscala en el pasillo donde tienen los productos para el cabello, usualmente contiene aceite mineral.) Luego, después de peinarse el cabello, le imparte brillo con *Brilliant Spray-on Shine* de Aveda. «Me echo un poco de aerosol en las manos y lo froto sobre la superficie de mi cabello».

Piensa profundamente.
Para hacer que el cabello se vea lacio y brillante por largo tiempo, Wendy dice que emplear un acondicionador profundo (usa un tratamiento que tenga aceites naturales como el aguacate o el aceite de shea) es absolutamente necesario. «Es muy importante para las mujeres de color», indica. «Yo me hago un tratamiento cada dos semanas».

de lacio y sin vida, a hermoso y abundante

Yvonne Agneta-Ryding fue bendecida con la clase de cabello que se seca naturalmente transformándose en muchos rizos suaves y naturales. Para aquellas que no tienen mucha voluminosidad programada en su ADN, aquí tenemos una lección para darle más cuerpo a su cabello.

Lávalo bien. La acumulación de grasa puede hacer que el cabello fino se vea aún más grasoso. Para aumentar al instante la voluminosidad de tu cabello, usa un champú transparente, que limpia los residuos mucho mejor que los cremosos. Continúa con un ligero acondicionador de enjuague o un aerosol sin enjuague que sólo se les aplica a las puntas del cabello. (Aléjate de los acondicionadores que tengan palabras en el frasco como rico, repara o profundo.)

Aumenta el volumen. Échale aerosol voluminizador a tu cabello, prestándole mucha atención a las raíces, y luego estrújalo con tus dedos para fomentar las ondas.

Difumina la situación. Si no te vas a secar el cabello al aire libre, usa una secadora con un accesorio difusor a temperatura media. En vez de estrujar más el cabello, sostenlo en la palma de tu mano y pon el aire directamente sobre él por un minuto, y luego haz lo mismo con otra sección. Cuando el cabello esté casi seco, pon tu cabeza boca abajo y continúa hasta que el cabello esté seco por completo. Levanta tu cabeza y péinate el cabello suavemente con tus dedos.

Ponte una vacuna de refuerzo. Si tu cabello empieza a decaer para el mediodía, rocíatelo ligeramente con agua y estrújatelo para que se vea bien otra vez, o póntelo en una cola de caballo hacia arriba de la cabeza por veinte o treinta minutos y échale un poquito más de aerosol voluminizador a las raíces.

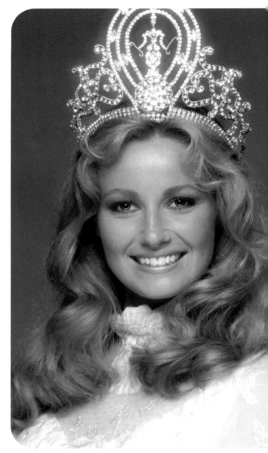

Yvonne Agneta-Ryding, Suecia, Miss Universo 1984

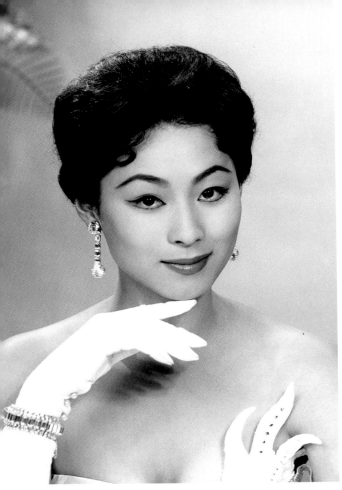

Akiko Kojima, Japón, Miss Universo 1959

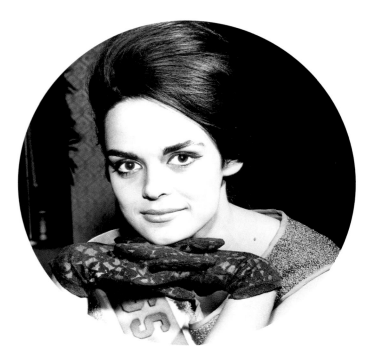

Corinna Tsopei, Grecia, Miss Universo 1964

Irene Sáez, Venezuela, Miss Universo 1981

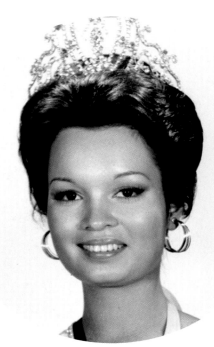

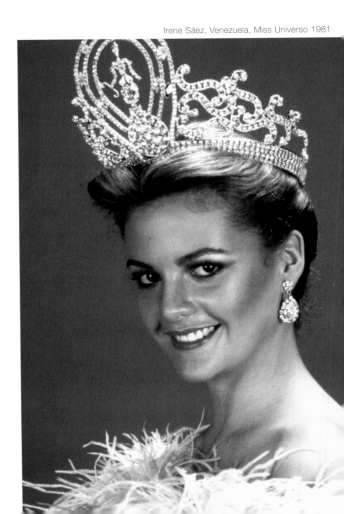

Margarita Moran, Filipinas, Miss Universo 1973

peinados altos asombrosos

Un peinado alto bien hecho favorece mucho más que el cabello solamente. Le puede realzar el rostro, añadir drama y refinamiento a un traje negro normal, y hacer que un cuello común y corriente se vea como el de un cisne. Con razón es que mujeres de todo el mundo escogen el rodete o el moño francés año tras año cuando compiten por el título de Miss Universo. Los peinados altos de hoy puede que sean más sueltos y creativos que los de hace unas décadas, pero son igual de elegantes.

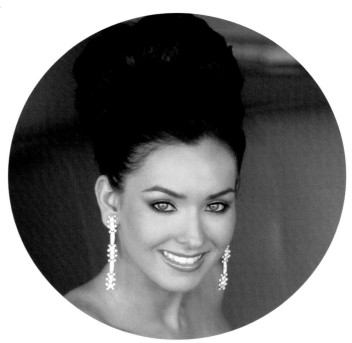

Natalie Glebova, Canadá, Miss Universo 2005

amelia Vega, República Dominicana, Miss Universo 2003

el peinado de John que sí te puedes hacer

Él podrá hacer unos peinados altos muy elaborados para sus clientas que usan coronas, pero John Barrett afirma que uno de sus preferidos es sumamente sencillo.

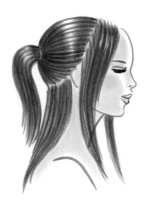 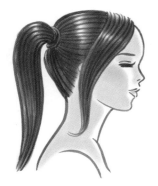 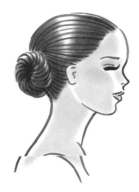 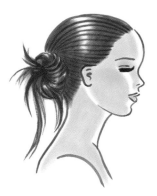

1. Hazte una cola de caballo con una liga, usando la tercera parte del centro del cabello desde la coronilla hasta unos tres centímetros arriba del cuello. (Deja un tercio de tu cabello colgando desde la nuca y un tercio suelto entre la coronilla y la frente.)

2. Toma el cabello que está colgando desde la nuca, alísalo con un cepillo con un poco de sérum de silicona, y envuélvelo alrededor y por encima de la cola de caballo. Sujétalo sobre la cabeza con una hebilla de pelo.

3. Alisa la sección del cabello que está suelto entre la coronilla y la frente, pártela hacia un lado para que tengas así dos secciones. Envuelve una sección por debajo de la base de la cola de caballo, sujetándolo bien sobre la cabeza con una hebilla de pelo, y luego haz lo mismo con la otra sección.

4. Envuelve la cola de caballo alrededor de sí misma para formar un rodete liso. O para una imagen más moderna, alborótate un poco la cola de caballo.

verdad universal

Para proteger su fina y delicada cabellera de los estragos de una secadora, Maritza Sayalero (Venezuela, Miss Universo 1979) cubre su cabello con *Fortifying Heat Styler* de Matrix Biolage. Esto le infunde proteínas fortalecedoras al cabello cuando este es expuesto a herramientas calientes.

la historia del alisado

Aunque más y más mujeres que están destinadas a la corona aceptan la textura natural de sus cabellos, muchas continúan alisándose los rizos y las ondas. Barrett nos enseña cómo se hace.

Prepárate. Después de secarte el cabello con una toalla, cúbrelo ligeramente con un producto estilizador: espuma para una fijación suave o gel para un fijado más fuerte y alisado. Guarda cualquier sérum de silicona hasta el final.

Relájate. En vez de tomar la secadora apenas salgas del baño, deja que tu cabello se seque un poco al aire libre. «Uno de los errores más grandes que cometen las mujeres es empezar cuando el cabello está muy mojado; al final quedas cansada y frustrada», indica él. En vez de hacer eso, cálmate y espera a que tu cabello esté húmedo antes de encender el aire caliente.

Dale prioridad. «Si te secaste muy bien el nacimiento del pelo, puedes dejar que el resto del cabello no se vea tan bien», nos cuenta Barrett. Si tienes flequillos, empieza peinándolos hacia el frente y sujetándolos fuertemente con tus dedos al ir secándolos, dirigiendo la boquilla directo a las raíces. «Haz lo mismo para todo el nacimiento del pelo», dice. «Luego cepíllate el cabello suavemente apenas se te seque».

Divide y conquista. Sepárate el cabello en cuatro o cinco secciones definidas, desenredando cada una con una peinilla de dientes anchos antes de sujetarlas todas a la cabeza, menos una. Seca la sección suelta, jalándola bien hacia el piso con un cepillo grande y redondo, y enrollando las puntas hacia afuera o hacia adentro. Ten la boquilla de la secadora lejos del cepillo a unos cuantos centímetros de distancia, apuntándola hacia el piso para mantener la cutícula plana y suave. Repite lo mismo con las otras secciones, enrollando algunas puntas hacia adentro y otras hacia afuera para que el cabello no se vea tan uniforme.

Saca la artillería pesada. Las planchas planas y los rolos hacen que obtengas el calibre de Miss Universo en unos cuantos minutos. Para usar una plancha plana, Barrett alisa pequeña secciones del cabello totalmente seco, empezando desde las raíces hasta las puntas. O para ondas suaves, enrolla el cabello casi seco en rolos grandes de velcro y los sujeta a la cabeza antes de secarlos con la secadora a todo dar, para fijarlos. Después de unos cuantos minutos, saca los rolos y alborota el cabello delicadamente con sus manos.

Sella el trato. Los sérums y las cremas de silicona pueden dar un brillo saludable al cabello que es propenso a encresparse o que está plagado de horquetillas, sólo procura no usar más de una gota o dos. «Debería usarse en pequeñas cantidades y sólo en las puntas después de haberse peinado», dice Barrett. «Si usas mucho, puedes hacer que el cabello se vea muy resbaloso».

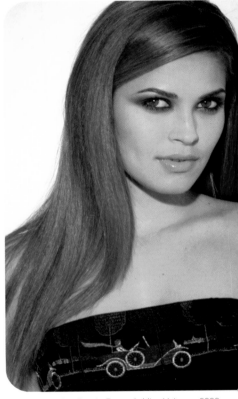

Justine Pasek, Panamá, Miss Universo 2002

los ojos: foco de atención

Porntip "Bui" Nakhirunkanok Simon, Tailandia, Miss Universo 1988

Aquí hay algo que no escuchas todos los días de una ex reina de belleza: «Yo jugaba como mariscal de campo para el equipo de fútbol de mi escuela secundaria», dice Porntip «Bui» Nakhirunkanok Simon, que creció en California después de haber salido de Tailandia, su país natal, a los cinco años de edad. Bui era el tipo de niña que construía casitas, jugaba al baloncesto y vivía sobre una patineta.

Para el tiempo en que entró a la escuela secundaria, su actitud empezó a cambiar. «Me convertí en porrista y las cosas empezaron a transformarse», recuerda. «Empezaron a gustarme los muchachos, y a ellos no les gustan mucho los moretones». Debajo de los uniformes deportivos y del brusco aspecto exterior que tenía, Bui era una belleza natural deslumbrante. Pero aunque se estaba desarrollando precipitadamente como mujer, su lado temerario seguía arraigado con firmeza. Así que cuando su mama la retó a que regresara a casa para competir por el título de Miss Tailandia, no lo pudo rechazar. «En ese tiempo, era lo más valeroso que podía hacer», afirma. «Pensé: ¡Si puedo pasar esto, pasaré cualquier cosa!»

En un tiempo en que las mujeres tailandesas aún creían que era mejor que las vieran y no que las oyeran, la voz de Bui y su fuerte marca de glamour, la ayudaron a sobresalir entre sus rivales en el escenario. «Tenía diecinueve años de edad cuando gané el título de Miss Tailandia» comenta. «Era tan inocente en ese entonces, que no temía decir nada». El concurso Miss Universo estaba programado para unas dos semanas después de la competencia en su país. ¡Qué bueno que no rechazó ese reto!

Bui continúa tomando al mundo por asalto. Es una incansable defensora de los niños menos favorecidos del mundo. Su fundación *Angel's Wings* ha ayudado a construir casas, barcos y escuelas en el sudeste asiático después del tsunami del 2004.

Y ¿ya habíamos mencionado que tiene un hijo pequeño correteando por toda la casa? De más está decir que Bui no tiene tiempo para poder arreglarse con mucha dedicación. Ella emplea un poquito y a veces nada de maquillaje. Prefiere mimarse con un facial de vez en cuando, que preocuparse en ponerse base. Y en cuanto a sus famosos ojos radiantes, jura que el brillo viene desde el interior hacia afuera. «Para evitar que se me hinchen y se me enrojezcan, duermo por lo menos unas ocho horas, limito el consumo de alcohol, y trato de no tener mucho estrés», afirma, antes de admitir que sí usa un poquito de ayuda externa. «Me fascina la mascara *Double Action Sisley*; no sólo alarga mis pestañas, sino que también las hace ver llenas, espesas y glamorosas».

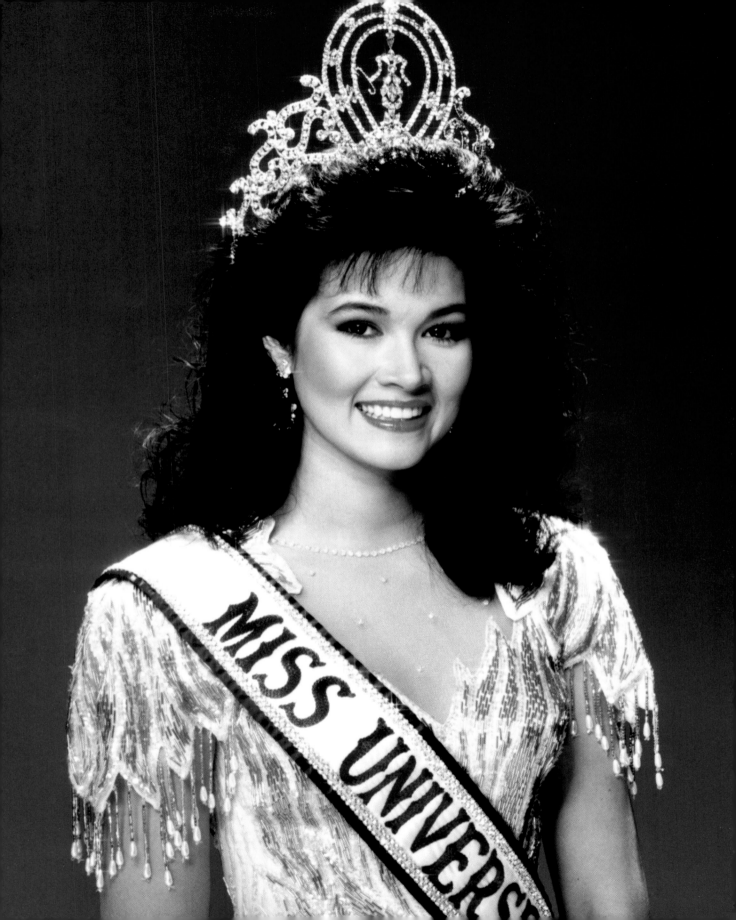

cómo resaltar los ojos de día

Como Bui Simon, Natalie Glebova (Canadá, Miss Universo 2005) cree firmemente que los ojos son la ventana del alma. «Son lo primero que la gente nota cuando están hablando contigo, así que es importante realzarlos para su propia ventaja», indica. «Siempre he sido una fanática del maquillaje de los ojos». Natalie cambia sus tonalidades y sus técnicas dependiendo de su estado de ánimo, pero su imagen típica durante el día empieza con una capa ligera de sombra color beige sobre sus párpados hasta el hueso de sus cejas. Se aplica sombra marrón clara en el pliegue. En vez de definir los ojos con los delineadores convencionales en líquido o en lápiz, los que pueden verse muy fuerte durante el día, ella difumina una línea suave de sombra marrón sobre las pestañas superiores e inferiores. Después de ponerse una capa de mascara, se pega unas cuantas pestañas individuales en las esquinas exteriores para crear una mirada dulce y sutil.

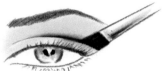
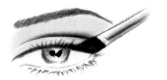
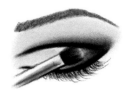
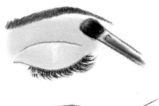
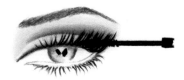

un secretito

B.J. Gillian, el maquillador de CoverGirl que trabaja regularmente con las concursantes y las ganadoras del título de Miss Universo, explica cómo crear en casa unos ojos perfectos para lucirlos durante el día.

1. Escoje un tono traslúcido y ligeramente brillante que combine con tu piel. Póntelo sobre todo el párpado, desde las pestañas hasta el hueso de la ceja.

2. Aplica un toque de un tono más oscuro que combine (como el gris, el azul marino, el achocolatado o color ciruela), con la parte exterior del pliegue para darle contour.

3. Difumina el tono más oscuro suavemente sobre la línea de las pestañas superiores.

4. Combina ambos tonos para que no haya líneas obvias de demarcación, y luego aplica una capa de mascara. (¡Las pestañas postizas son una opción!)

verdad universal 👑

Para asegurarse que la sombra de ojos se deslice suavemente sobre los párpados, Gillian sólo usa brochas de cerdas naturales. «Me fascina la brocha de CoverGirl *Makeup Masters* porque tiene la anchura perfecta», señala.

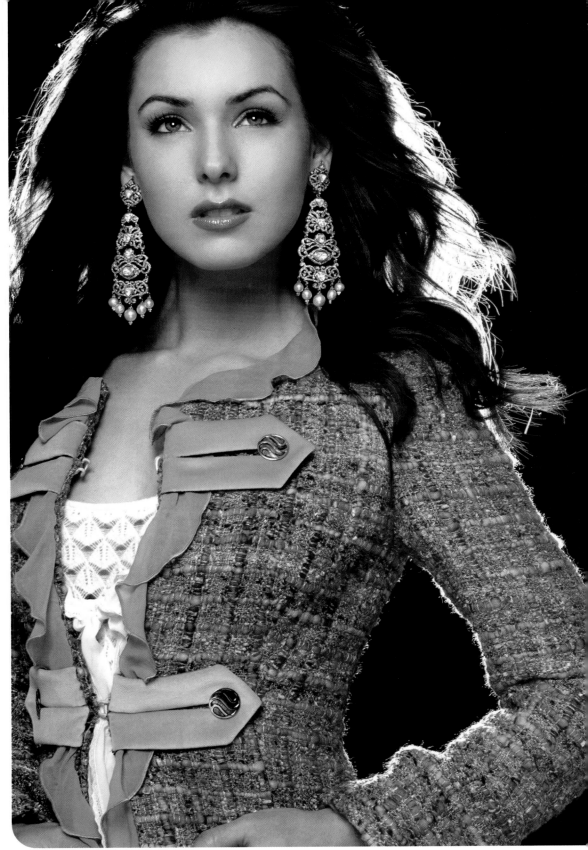

Natalie Glebova, Canadá, Miss Universo 2005

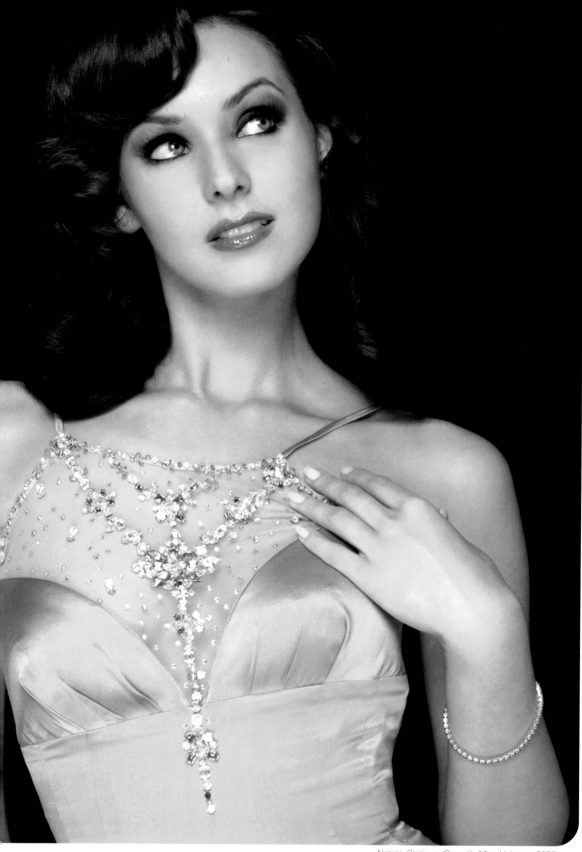

Natalie Glebova, Canadá, Miss Universo 2005

cómo resaltar los ojos de noche

Es todo un drama tratar de lucir los ojos durante la noche. Al ir disminuyéndose las luces y relajándose el código de vestir, esta es tu oportunidad para lanzarte al lado oscuro de tu paleta de maquillaje y dejar traslucir tu lado seductor. Natalie Glebova definitivamente lo hace: Después del atardecer, mantiene el mismo beige que usó en los párpados durante el día, luego oscurece el pliegue con gris ahumado. Después de añadirle un toque de sombra brillante al hueso de la ceja, se aplica una tira completa de pestañas falsas sobre la línea de las pestañas superiores.

Aplicarse delineador oscuro puede que sea una receta para el desastre si no conoces la técnica adecuada. Primero, recuerda que aunque el delineador líquido se vea más dramático que el de lápiz y el de polvo, los dos últimos son más fáciles de controlar y se recomiendan más para la persona que no tiene buen pulso.

Pese a cual decidas emplear, considera este truco de Gillian: usando tu mano no dominante, empieza por estirar suavemente la esquina externa de tu línea de pestañas, poniéndola en un ángulo hacia arriba ligeramente para separar las pestañas. Asegura el codo de tu mano dominante sobre una mesa y dibuja pequeños puntitos de color entre las pestañas individuales. Además de delinear los ojos, esto hace que tu hilera parezca más espesa e intensa. Un consejo adicional: Si usas delineador de lápiz, busca uno que venga con un sacapuntas incorporado. Mientras más perfecta la punta, mejor será la aplicación.

otro secretito

El secreto de Gillian para ampliar los ojos de modo que los luzcas durante la noche: concéntrate en el pliegue. Aquí nos dice cómo se hace.

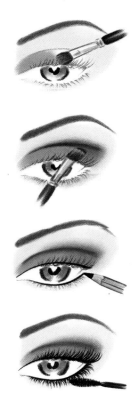

1. Usa tu sombra favorita en el párpado, desde la línea de las pestañas hasta el pliegue. Siéntete libre de usar un color un poquito más oscuro que el que usarías durante el día, a menos que tengas ojos muy hundidos.

2. Ponle bastante de un color más oscuro a la brocha y presiónalo contra el pliegue, moviéndolo de la esquina exterior a la interior. Difumina el tono más oscuro para que se extienda un poquito más arriba y debajo del pliegue.

3. Delinea las líneas superiores e inferiores con un delineador líquido o de lápiz.

4. Riza las pestañas y aplícales varias capas de mascara.

pestañas cautivadoras

Natalie Glebova (Canadá, Miss Universo 2005) sabe que tomar unos cuantos minutos en las pestañas puede hacer que te veas más descansada y más alerta instantáneamente. Y si eres un poco mayor que Natalie, una hilera llena puede hasta quitarte unos años de encima. (Sólo piensa cómo tienen las niñitas unas pestañas envidiables y sabrás a lo que me refiero.) Aquí, Gillian explica todo lo que tienes que saber para conseguir una hilera fabulosa.

hablemos del rizo

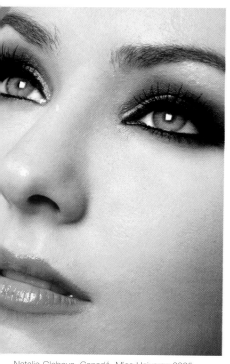

Natalie Glebova, Canadá, Miss Universo 2005

El rizador de pestañas es la herramienta más ignorada y subestimada en esta industria. Apenas te acostumbres, es muy fácil de usar y puede hacer que tus ojos se vean un tercio más grandes. Se deben rizar las pestañas *antes* de ponerles rímel o mascara. A continuación cuatro pasos para tener pestañas maravillosas.

1. A la una. Pon tu pulgar y tu dedo índice en los orificios del rizador.

2. A las dos. Mirando hacia abajo en el espejo, abre el rizador lo más que puedas. Desliza las pestañas por la apertura del rizador y mantenlo tan cerca a la base de tus pestañas como puedas.

3. Riza. Para rizarlas, junta el dedo pulgar y el índice hasta que los orificios queden unidos. (La idea es oírlos tocar.) Acuérdate que la mayoría de los rizadores necesitan un poco de fuerza. Si sientes como si te estuvieses rizando la piel, para y empieza de nuevo.

4. Repite. Junta y presiona los orificios levemente por veinte segundos y luego ábrelos. Si el rizo se ve raro, mueve el rizador hacia un ángulo diferente y empieza de nuevo.

verdad universal

Usar una corona no hace a nadie inmune a los grumos del rímel. Para prevenirlos, asegúrate de que la brocha misma esté libre de ellos limpiándola con un trapo limpio cada semana, más o menos. Luego, después de aplicarte la mascara, usa una peinilla de metal para separar las pestañas.

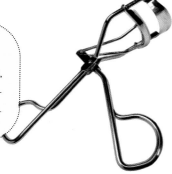

para llevar

Bui Simon evita los rímels a prueba de agua a todo costo porque cree que debilitan las pestañas. Y la mayoría de los expertos concuerda en que, a menos que estés planeando llorar o nadar, realmente no necesitas el que es a prueba de agua. Aquellas que sí lo usan, deberían invertir en un removedor de maquillaje con aceite, el cual disolverá el rímel más duradero sin restregar ni jalar, lo cual puede dañar las pestañas. Los rímels que no son a prueba de agua pueden enjuagarse con cualquier removedor con base de agua.

la magia del rímel

La veintena de mascaras alineadas en los mostradores de belleza abarcan desde las resistentes al agua hasta las engrosadoras y las alargadoras, algunas realmente contienen delgadas fibras que extienden las puntas de las pestañas individuales. Selecciona la que mejor se adapte a tus necesidades, en un tono que te atraiga. El marrón oscuro tal vez sea un buena elección para usar durante el día, mientras que el negro azabache es ideal para la noche. Aquí Gillian explica cómo usar la varita.

Pon la varita en posición. Empieza sosteniendo la varita horizontalmente en la base de tus pestañas.

Muévela, sólo un poquito. Usa un movimiento en *zigzag* sutil, de lado a lado, desde la raíz hasta la punta. Esto ayuda a asegurarse de que cada una de las pestañas está cubierta con el color profundo y abundante.

Haz un poco más. Si te estás arreglando para la noche, sostén la varita verticalmente y aplícale lo que le haya quedado en la brocha a tus pestañas inferiores con un movimiento de atrás hacia delante, como el del limpiaparabrisas. Como el rímel tiende a correrse cuando se aplica a las pestañas inferiores, considera utilizar una fórmula a prueba de agua para esta área.

la mejor imagen para tus ojos

Las concursantes a Miss Universo han demostrado que los ojos bonitos vienen en toda clase de formas y tamaños, como los redondos, los que tienen forma de almendra y los apiñados. Esto significa que el maquillaje de ojos debe ser tan diverso como las concursantes.

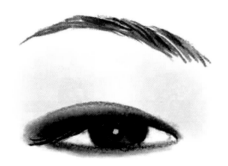 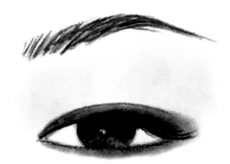

ojos asiáticos

Bui Simon realza sus párpados definiéndolos con una sombra color huevo. Luego, después de localizar la marca de su pliegue, con una brocha para la sombra de ojos lo oscurece levemente con un color carbón o chocolate oscuro, usando ese mismo tono sobre la línea inferior de las pestañas, en vez de delineador. «Con ojos asiáticos, no puedes hacer nada muy oscuro o pesado, o los reducirás al tamaño de un guisante», declara.

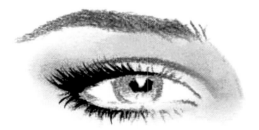 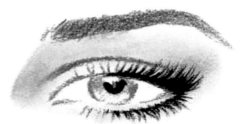

ojos apiñados

Evita aplicarte delineador en las esquinas interiores de los ojos. En vez de eso, empieza la línea en el centro de la pupila y extiéndela sobre las pestañas superiores e inferiores, enfatizando las esquinas exteriores.

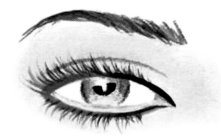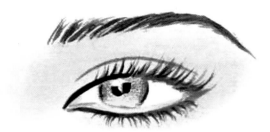

ojos separados

Mantén el delineador más oscuro cerca de las esquinas interiores, luego usa un delineador un poco más claro para definir la parte exterior de los ojos.

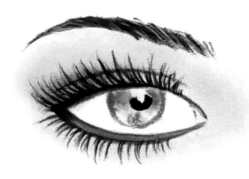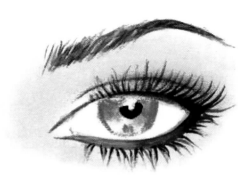

ojos grandes

Siéntete libre de aplicarte un poco de delineador en el borde interior de la línea de las pestañas, y luego difumínalo hacia las pestañas.

cejas insuperables

Arreglarse las cejas es la forma más rápida para verse elegante y pulida, y es por eso que nunca verás a una Miss Universo reinante con cejas deformes y desgreñadas. Pero así como los bordes de las faldas y los cortes de cabello, las cejas ganadoras de concursos de belleza, han evolucionado a través de las décadas, yendo de ásperas y demasiado definidas a superestrechas y a naturales.

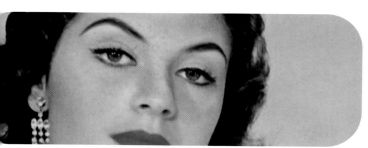

Gladys Zender, Perú, Miss Universo 1957

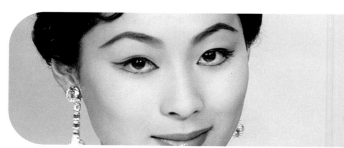

Akiko Kojima, Japón, Miss Universo 1959

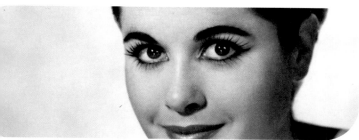

Norma Nolan, Argentina, Miss Universo 1962

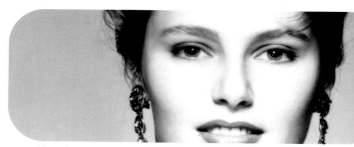

Mona Grudt, Noruega, Miss Universo 1990

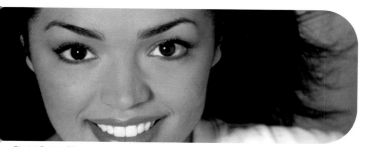

Chelsi Smith, EE.UU., Miss Universo 1995

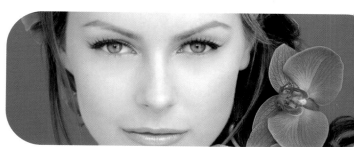

Jennifer Hawkins, Australia, Miss Universo 2004

cejas que puedes hacerte tú misma

Ahora el nuevo estilo (y pensamos que es el más favorecedor) para las cejas es: naturalmente llenas. En otras palabras, mujeres de todas las culturas están aceptando las cejas con que nacieron y sólo las están limpiando un poco para evitar que no se vean descuidadas y desgreñadas. Los gurúes del maquillaje de Miss Universo, B.J. Gillian y Linda Rondinella-Osgood nos dicen cómo hacerlo.

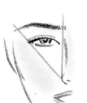
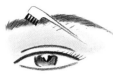
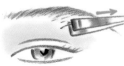
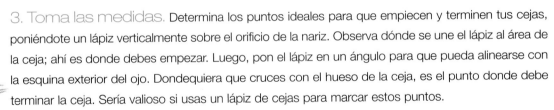
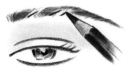

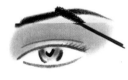
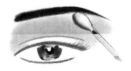

1. Observa una foto grande. Para ayudarte a ver la forma natural del pliegue de tu propio ojo, usa una cámara digital para tomarte una fotografía de la parte superior de tu cara sin maquillaje.

2. Cepíllate. Con un cepillo de cejas limpio, pon las cejas en su lugar cepillándolas hacia arriba y hacia afuera en dirección de las sienes.

3. Toma las medidas. Determina los puntos ideales para que empiecen y terminen tus cejas, poniéndote un lápiz verticalmente sobre el orificio de la nariz. Observa dónde se une el lápiz al área de la ceja; ahí es donde debes empezar. Luego, pon el lápiz en un ángulo para que pueda alinearse con la esquina exterior del ojo. Dondequiera que cruces con el hueso de la ceja, es el punto donde debe terminar la ceja. Sería valioso si usas un lápiz de cejas para marcar estos puntos.

4. Elimina los extraviados. Saca con unas pinzas los pelos (de arriba y de abajo) que no siguen la forma natural de tus cejas y del pliegue de tus ojos. No olvides sacarte los pelos que están en medio de tus cejas y los que están afuera de los puntos que acabas de marcar.

5. Llénate. Rellena las partes calvas con un lápiz de cejas usando pinceladas cortas y leves en la dirección del nacimiento del pelo. (Si calientas el lápiz primero frotándolo en la palma de tu mano te ayudará a que se deslice con más facilidad.)

6. Rellénalas. Mete un cepillo de cejas en una paleta de polvo para cejas, luego pásalo sobre ellas, usando brochazos rápidos y muy ligeros. Concentra la mayoría del polvo en el área donde el pelo es más grueso.

7. Consérvalas en su lugar. Fíjalas con gel para cejas, cepillándolas hacia arriba y hacia el arco, luego ponlas en ángulo ligeramente hacia abajo.

8. Pule la imagen. Limpia cualquier mancha o error con un palillo de algodón lleno de removedor de maquillaje de ojos.

artículos indispensables

Las mujeres más hermosas no se atreven a tocarse las cejas a menos que estén equipadas con las mejores herramientas del mundo. Aquí está lo que debe incluir la lista de artículos indispensables para tus cejas.

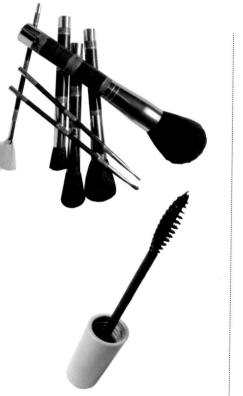

Cepillos. La mejor herramienta para peinar los arcos y ponerlos como deben estar es un carrete que se parece a la brocha del rímel. Un cepillo de cejas angulado y tieso es esencial para aplicar el polvo rellenador. Muchas compañías venden herramientas de doble uso que contienen las dos brochas.

Gel. Llamado también rímel para cejas, viene transparente o con color. Mantiene las cejas en su lugar con una fijación firme pero natural.

Lápiz. Busca uno que no se sienta muy ceroso, en un tono que combine o que sea un poco más claro que el color natural de tu cabello. (No obstante, las rubias deberían escoger un tono más oscuro.) Úsalo para rellenar huecos y no para extender las cejas.

Polvo. Sigue las mismas reglas acerca de la tonalidad que tenemos para el lápiz. Usa el polvo de cejas o la sombra de ojos para definir y extender las cejas.

Rogaine. Muchos profesionales sugieren ponerle Rogaine a las partes calvas con un palillo de algodón una o dos veces al día para hacer que crezca el pelo. Asegúrate de mantenerlo alejado de los ojos.

Pinzas. Escoje un par que tenga un borde inclinado; el lado puntiagudo agarrará los pelos cortos y rebeldes más eficazmente. Conserva las pinzas limpias y considera afilarlas (muchos fabricantes ofrecen este servicio) cada seis meses, para que mantengan la potencia para sacar las cejas.

verdad universal

Para asegurarte de que tienes la forma de las cejas que más favorece a tu cara, considera arreglártelas profesionalmente cada seis meses y luego mantenértelas entre visitas.

la fórmula es todo lo que cuenta

Las sombras de ojos vienen en una variedad de fórmulas.
Usa esta guía para encontrar cuál te queda mejor.

Polvos (en compactos)

Úsalos: Si necesitas un color que dure mucho tiempo, ya estás usando polvo compacto en tus párpados, o quieres una fórmula que sea fácil de difuminar y controlar.

Deséchalos: Si te sientes acomplejada por las líneas finas en tu cara. Las fórmulas en polvo se asientan y las exageran.

Polvos sueltos (en un frasco)

Úsalos: Si prefieres una imagen moderna y ligeramente brillante, y si tienes una brocha de buena calidad para el maquillaje de ojos con la cual te sientas cómoda.

Deséchalos: Si te gusta la parte conservadora de la gama del maquillaje, o no sabes ponerte maquillaje. A menos que seas profesional, esas partículas de polvo brillante tienden a caer por todos lados excepto donde lo quieres.

Cremas

Úsalas: Si quieres una imagen más sutil y estás preparada para aplicártelas nuevamente cada ciertas horas.

Deséchalas: Si quieres una fórmula infalible. Las sombras en crema son más difíciles de manipular en la piel y se requiere más pericia para removerlas.

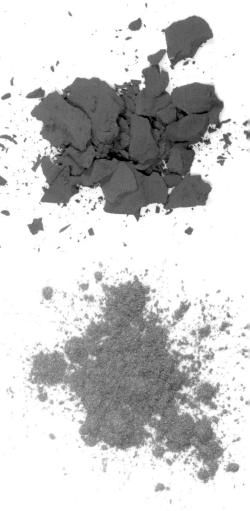

maquíllate tus ojos en segundos

Cuando estás corriendo para salir de casa, haz una trampa para tener unos ojos bonitos probando uno o más de los trucos que mencionaremos a continuación.

Delineador a todo lo que da. No te pongas ni el lápiz ni el líquido. Cuando estés siguiendo el contorno del pliegue con tu sombra de ojos, difumina el color más oscuro a lo largo de las pestañas inferiores para una definición instantánea.

Moldeador rápido de cejas. Cuando no hay tiempo para arreglarse bien las cejas, todo lo que realmente necesitas es una caja de gel con color. El cepillo pone los arcos en su lugar, mientras que el grumo con color las deja viéndose pulidas y definidas todo el día.

Pestañas rápidas. Si no puedes encontrar tu rímel, frota un poco de crema hidratante sin aceite entre el dedo pulgar y el índice, y póntelo sobre las pestañas. *Voilá*, se verán más espesas y más suntuosas al instante.

Ayuda para los pelos extraviados. Cubre tus cejas con un poco de corrector o sombra de ojos en crema que combine con el color de tu piel.

Un abrir de ojos instantáneo. Si sólo tienes tiempo para una cosa, que sea un rímel para rizar las pestañas. Dos o tres capas levantan las pestañas, las alarga, hace que se vean más espesas y les da vida a los ojos que parecen *zombies*.

CAPÍTULO 7

Atención a los labios

Maritza Sayalero, Venezuela, Miss Universo 1979

Varias titulares del concurso Miss Universo dicen que nunca pensaron mucho en certámenes de belleza —ni siquiera en belleza— hasta sus años de adolescencia. No así Maritza Sayalero, la primera titular de Venezuela. Su madre llegó una vez al segundo lugar en la competencia de Miss Madrid. Ella sabía cómo cuidarse y le pasó ese conocimiento a su hija.

De niña, Maritza miraba a su mamá aplicarse cuidadosamente el maquillaje, poco a poco. A los quince años, Maritza ya sabía maquillarse, y empezó a florecer ante los ojos de todos. «La gente empezaba a preguntarme si consideraría entrar en el concurso de Miss Venezuela», recuerda. «Decían que tenía el cuerpo, la cara y todo lo necesario para intentarlo. Eso fue el principio». Maritza se preparó para la competición local un año entero, tomando cursos de belleza, comprando instrumentos estilísticos y jugando con su color de pelo hasta encontrar el matiz correcto. Así que no es sorpresa que no sólo saliera ganando la corona de Miss Venezuela, sino también la de Miss Universo.

Maritza todavía se dedica profundamente a la mayoría de las lecciones de belleza que aprendió hace años. Se mantiene el pelo fuerte y sano con tratamientos de acondicionadores intensos y es experta en moldearse sus mejillas. Y su artículo esencial y más encantador cabe fácilmente en el bolsillo anterior de su cartera: el lápiz labial. «Me encanta, no puedo salir sin él», dice. «No me importa si no tengo rubor o base puestos. Pero siempre tengo que tener el lápiz labial. Le da más color a la cara y da apariencia de salud».

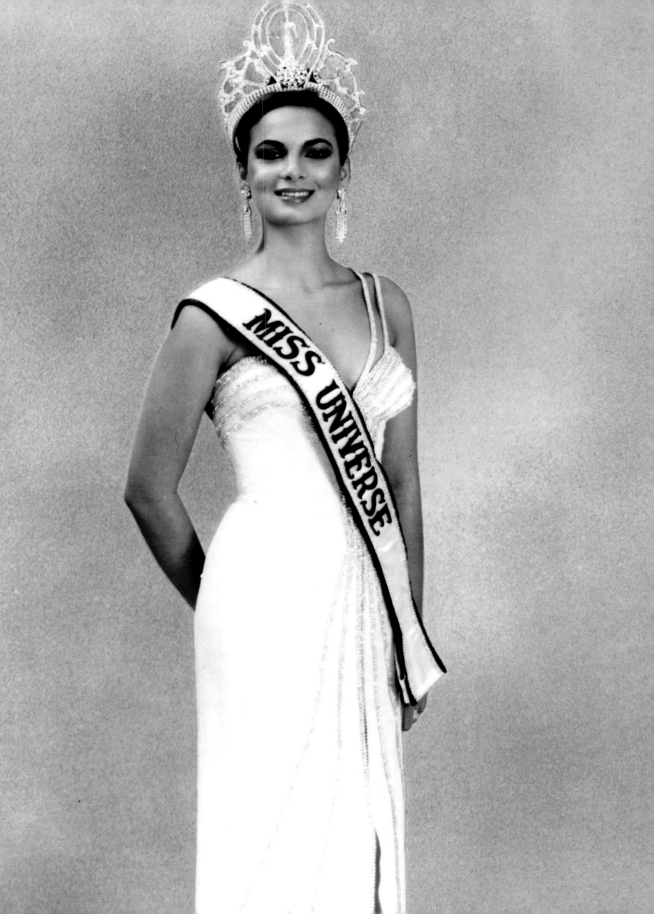

perfecciona tus labios

Si el color de labio correcto puede hacer que la cara completa parezca más brillante, clara y resplandeciente, el incorrecto puede hacer que una tez espectacular luzca como muerta. Según B.J. Gillian, maquillador artístico de Miss Universo y de CoverGirl, una manera rápida de determinar tu gama aproximada de colores consiste en darle un vistazo a tu joyero. «Si adoras la plata, es probable que tengas la tez con matices de fondo fresco y debes escoger color labial con tonos plateados y azules difuminados», dice. «Si te sientes bien con joyas de oro, tal vez tengas la tez con matices de fondo caluroso y debes escoger colores que contengan amarillo y dorado degradados».

¿Todavía no estás segura? Aunque prefieras una paleta suave o una más dramática, déjate guiar por estas ganadoras de coronas.

el lado suave

La tez clara o rubia se favorece más con rosados y bayas pálidas.

La tez mediana u oliva se ve muy bonita con colores albaricoque, *beige* y bronces desnudos.

La tez morena se complementa con malvas, rojos claros y bayas.

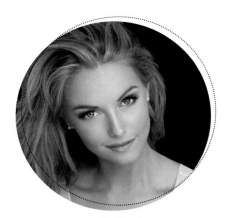

Jennifer Hawkins
Australia, Miss Universo 2004

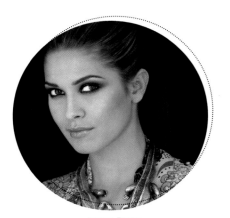

Justine Pasek
Panamá, Miss Universo 2002

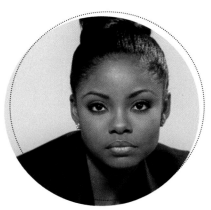

Wendy Fitzwilliam
Trinidad y Tobago, Miss Universo 1998

un acto de equilibrio

Para llevar color labial intenso y dramático sin parecer una payasa, minimiza el resto de la cara con un suave matiz de rubor y poco maquillaje en los ojos.

Una boca pálida y transparente no lucirá sin color si la combinas con un color en los ojos que sea intenso, ahumado y con cejas bien definidas.

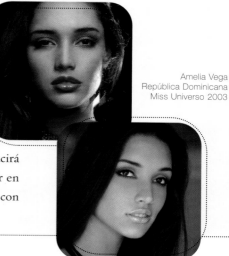

Amelia Vega
República Dominicana
Miss Universo 2003

El lado sensual

La tez clara o rubia luce cálida y atractiva con bayas intensas y vinos ricos.

La tez mediana u oliva resplandece cuando es acentuada por tonos cafés y pasas.

La tez morena luce encantadora con colores vino tinto y ciruelas.

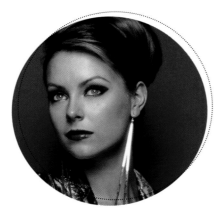

Jennifer Hawkins
Australia, Miss Universo 2004

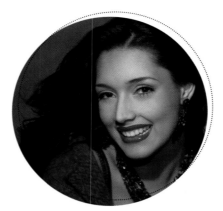

Amelia Vega
República Dominicana, Miss Universo 2003

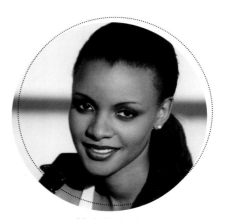

Mpule Kwelagobe
Botswana, Miss Universo 1999

aplícatelo tú misma

Para darle a la boca vigor, durante el desfile de Miss Universo, los maquilladores cargan con el delineador de labios, el lápiz labial y polvo antes de mandar a las competidoras a la pasarela. Hacer sobresalir los labios por más tiempo en la vida real no es muy diferente. He aquí cómo hacerlos destacar.

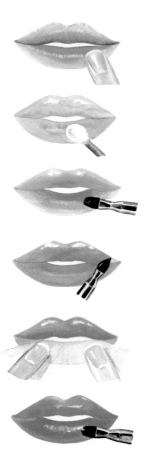

1. Empieza con una pomada labial.
Hidrata los labios con una pomada labial o un humectante sin grasa. Evita uno demasiado resbaladizo, porque cualquier cosa que te pongas encima se te escurrirá. Espera de diez a quince minutos para que los labios absorban la pomada labial.

2. Limpia la superficie.
Quítate el exceso de pomada y las escamas resecas de los labios con un aplicador de algodón.

3. Coloréate la boca.
Con un pincel de labios, píntate el centro de la boca usando brochadas cortas, difuminando gradualmente el color hacia afuera. Para justo antes de alcanzar los rincones. Empieza con una capa delgada de lápiz labial y agrega otra si lo necesitas.

4. Delinéate los labios.
Muchos expertos piensan que los delineadores labiales lucen demasiado duros y severos. Una manera más moderna para definir los labios: después de aplicarte el lápiz labial, delinéate la boca con la punta de tu pincel de labios. Si te preocupa que el color pueda correrse entre las líneas finas alrededor de la boca, aplícate justo afuera de las orillas de los labios un producto que no le permita correrse.

5. Usa polvo.
Con una hójita de un pliegue de *kleenex*, agrega polvo suelto encima del kleenex en la boca y dale una palmadita (el polvo se colará por la toalla). Aplícate otra capa delgada de lápiz labial, y luego pon un punto de brillo labial claro en el centro de los labios.

verdad universal 👑

Natalie Glebova (Canadá, Miss Universo 2005) dice que no tiene las orillas de la boca definidas naturalmente, por lo que siente que necesita un delineador de labios. «Pero no me gusta cómo se ven los labios delineados duramente», dice. Su hermoso ayudante: un perfilador de labios neutral que es del mismo color de la boca; y no deja una línea reveladora cuando el lápiz labial se le empieza a desvanecer. Muchas compañías hacen delineadores de labios de gel claro que sirven a este mismo propósito.

Angela Visser (Holanda, Miss Universo 1989) ha mantenido el mismo color de lápiz labial en su bolsa por años. «No es un rosado brillante ni un púrpura oscuro, sino algo intermedio», dice. «Siempre me lo he puesto». Sin embargo, Angela prefiere la apariencia natural de la pomada labial con un poco de color. Ella adora el *Born Lippy Strawberry* de *Body Shop* porque «luce suntuoso y brillante, y se siente muy agradable cuando se aplica». Angela no es la única: los brillos y pomadas labiales ofrecen una manera fresca y sútil de vestir la boca elegantemente, con un mínimo esfuerzo. He aquí cómo maximizar su potencial.

Selecciona la fórmula correcta.
Elimina las fórmulas superbrillantes y pegajosas. Esos brillos de la vieja escuela te harán parecer a una colegiala pasada de moda, o peor, como si estuvieras babeando. Escoje unos que se deslizan sin sentirse pegajosos y que contienen partículas apenas perceptibles de brillo en vez de lustres fuertes.

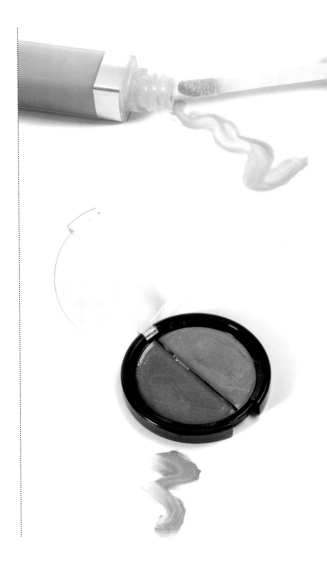

Dale una mano ligera.
«La clave para usar una pomada labial es recordar que menos es mejor», afirma B.J. Gillian. «Aplícala solamente en el labio inferior y aprieta los labios para asegurar que tengas la cantidad correcta de pomada para la boca».

Llévalos contigo.
Lo malo con los brillos y pomadas labiales es que no duran mucho tiempo. Lo bueno: los borrones apenas se notan , así que se puedes aplicar una y otra vez donde quieras con el dedo. No necesitas espejo.

Vístete en capas.
¿No puedes renunciar a tu lápiz labial de cuerpo robusto pero todavía quieres una apariencia de rocío brillante? Simplemente sobrepasa tu lápiz labial favorito con una capa delgada de brillo o pomada labial. En efecto, un punto de brillo en el centro de ambos hará que los labios delgados luzcan más llenos.

Actúa según tu edad.
Si tienes muchas arrugas alrededor de la boca, considera renunciar al brillo completamente. Cualquier cosa remotamente brillante aumenta las líneas finas. Una pomada labial mate, sin embargo, está bien y puede ser una buena manera de llenar una boca que ha perdido la humedad con la edad.

artículos indispensables

Las que optan por un solo toque de brillo en la boca no necesitan más que el dedo índice. Pero cualquiera que tome más en serio su lápiz labial requiere un poco más de suministros.

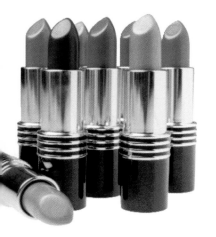

Pincel de labios. Los lápices labiales de paleta generalmente vienen con un pincel de labios, pero uno de sobra puede resultar útil si quieres aplicarte una fórmula que viene en tubo o en otro envase. Los mejores pinceles tienen cerdas cortas y tiesas para una aplicación precisa.

Color de labio. Una vez que hayas encontrado tu familia de color ideal para los labios, es una buena idea comprarlo en algunas consistencias diferentes. Por ejemplo, si te gustan las bayas, considera buscar un lápiz labial de color baya que sea cremoso y opaco, otro que sea un poco más transparente y una pomada o un brillo labial muy ligero.

Delineador de labios. El delineador labial ciertamente no se require, pero si sientes que tus labios necesitan más definición, escoje uno que sea del color de tu boca y que sea claro.

Removedor de maquillaje. Esto es absolutamente esencial aunque tus lápices labiales favoritos sean remotamente pesados. Una buena fórmula basada en petróleo disolverá cualquier pigmento al instante, sin frotar ni restregar fuerte. Untado con un aplicador de algodón es también útil para limpiar borrones alrededor de los labios después de la aplicación.

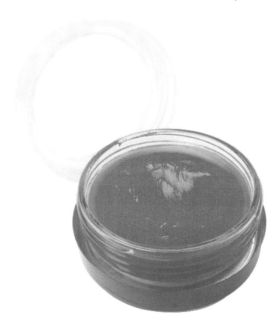

cómo perfeccionar la boca

Es un negocio complicado mantener los labios bellos, a menos que tengas una lista de ayudas. Prueba estos consejos.

Enciérralo en su lugar. Si no tienes una fórmula que retenga el color, ponte un poco de polvo transparente afuera de las orillas de los labios con una brocha limpia de maquillaje para ojos, antes de ponerte el lápiz labial. Esto prevendrá que el color se desvanezca en las líneas finas.

Enriquécete rápido. ¿Quién dice que solamente el brillo y las pomadas labiales se pueden aplicar con los dedos? Si quieres el drama de un lápiz labial oscuro —pero no tienes tiempo para alcanzar un espejo y un pincel—, tócate el centro de la boca con el dedo índice untado de color y aprieta los labios. El resultado: una boca ligeramente pintada sin la apariencia asociada al lápiz labial rico.

Dale más volumen al labio. Para las que tienen labios delgados, extender el lápiz labial un poco más allá de la orilla natural del labio es permitido, pero solamente en el arco de Cupido, en el centro. Tratar de imitar un labio lleno cerca de las orillas de la boca puede hacerte parecer como una payasa.

Protégete el blanco perlado de tus dientes. Cualquier ganadora merecedora de su corona en un desfile sabe cómo evitar que su lápiz labial le manche los dientes: pon los labios alrededor del dedo como si lo fueras a chupar, luego deslízalo lentamente para quitarte el color de la parte interior de los labios.

Cuídate. Trata bien a tus labios y lucirán hermosos aun desnudos. Esto quiere decir que necesitas ponerte una pomada labial con protección solar cuando vas a salir al sol y una crema labial superhidratante antes de dormir. Una ligera exfoliación ocasional con un cepillo de dientes blando ayudará también a mantener los labios suaves y tersos.

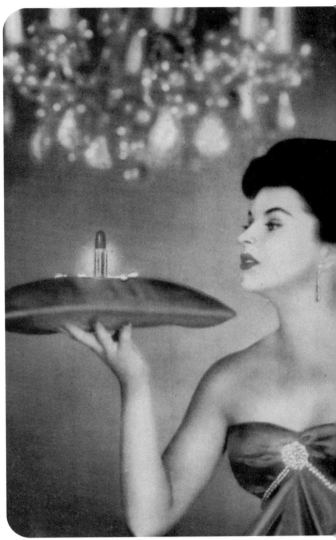

Luz Marina Zuluaga, Colombia, Miss Universo 1958

uñas perfectas

Margaret Gardiner, Sudáfrica, Miss Universo 1978

Cualquiera que dude que las concursantes de Miss Universo realmente se tratan como hermanas, debería hablar con Margaret Gardiner. «Tuvimos un grupo maravilloso de muchachas», afirma la oriunda de Sudáfrica, que quedó compartiendo un apartamento en la ciudad de Nueva York con la primera finalista, después que ganó, durante cinco años. «Y Miss Inglaterra era comiquísima», recuerda. «Juro que por ella fue que gané el concurso. Mientras estábamos sentadas en el escenario, me comentaba acerca de todo lo que estaba pasando con opiniones muy divertidas. Me reía muy duro, pero a la audiencia sólo le parecía que estaba sonriendo».

Detrás aquellas sonrisas, Margaret luchaba para responder las preguntas que le hicieron los periodistas y los jueces acerca del turbulento clima político y racial de su país. Ella admite que le fue muy difícil hacerle frente a las responsabilidades de su súbita fama, lo cual es parte de la razón por la que eludió el centro de atención al final de su reinado para obtener su licenciatura en psicología. Margaret al fin regresó a las cámaras, primero como copresentadora de un programa matutino de televisión en Sudáfrica y, más recientemente, para entrevistar a celebridades de primer orden para un programa de entretenimiento.

Claramente, Margaret nunca fue el tipo que llegara a la cima usando sus garras, lo que es bueno, porque no tiene las uñas para ello. Mantener sus uñas limadas sanas y cortas es lo usual para ella. «Prefiero jugar al baloncesto con mi hijo», dice. «Pienso que tener uñas muy, muy largas, es de mal gusto. Sorprendentemente, muchas de las actrices que entrevisto tienen las uñas cortas y sin esmalte de color. Pero si voy a un evento, tomo el tiempo para hacerme una manicura en casa».

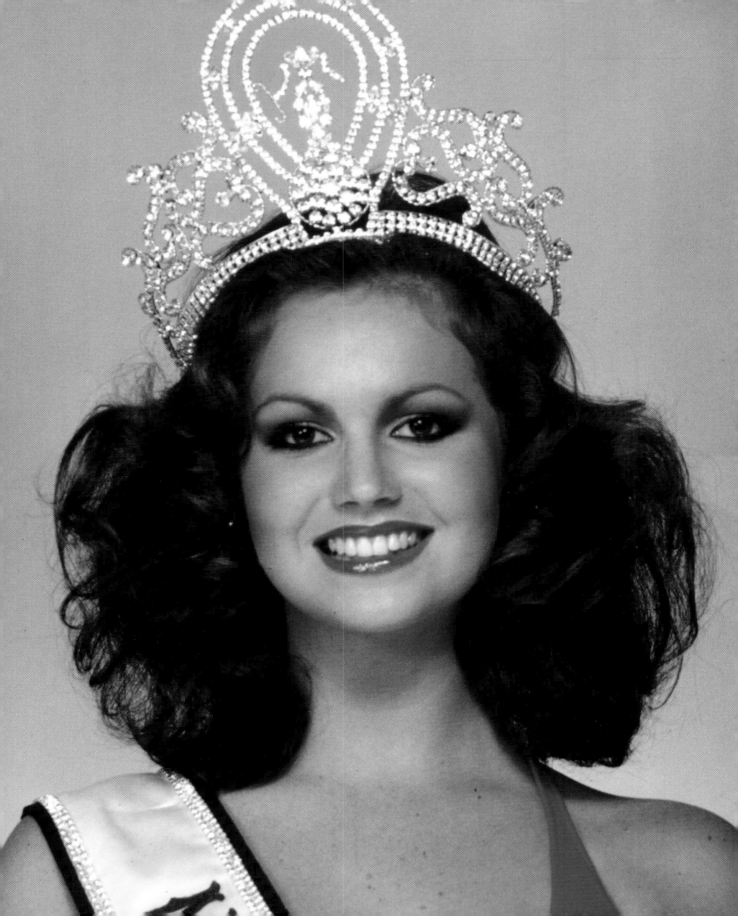

la manicurista universal

Hacerte tu propia manicura no sólo te ahorra tiempo y dinero, sino que también es una forma fabulosa de relajarse tras un día agotador. Después de todo, es uno de los pocos momentos en que te ves forzada a mantenerte sentada. El mejor truco para obtener resultados perfectos e impecables, es darse bastante tiempo. Espera hasta que estén presentando tu programa favorito de televisión y haz todo los quehaceres que realizas con las manos (lavar los platos, pagar las cuentas) antes que te sientes con tu esmalte de uñas. Necesitas dejar que tus uñas se sequen por una hora, si es posible. He aquí el procedimiento.

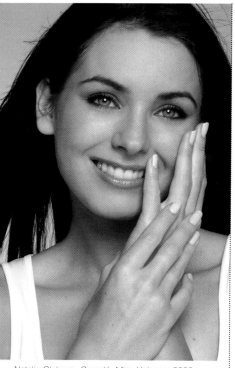

Natalie Glebova, Canadá, Miss Universo 2005

1. **Límpiatelas.** Usando una bolita de algodón llena de removedor sin acetona (seca menos que las fórmulas convencionales); quita todos los residuos de esmalte.

2. **Encuentra tu forma.** Con una lima de uñas de buena calidad, límatelas en una sola dirección en la forma y el largo deseados. Las uñas cuadradas no son favorecedoras, pero ayudan a que no se quiebren.

3. **Sácales brillo.** Usa un lustrador terso para suavizar la superficie de cada uña. Pero no exageres ya que te arriesgas a que se te quiebren.

4. **Ayuda a tus manos.** Remoja tus dedos en un tazón de agua tibia con jabón por cinco minutos, y luego usa un exfoliador de manos o de cuerpo en tus manos. Enjuágatelas y ponles bastante crema humectante.

5. **Arréglate los bordes.** Ponte aceite para cutículas en la base de cada uña. Usa un palillo para empujar ligeramente las cutículas hacia atrás (no las cortes), luego envuelve el palillo con algodón y métela en el removedor de esmalte, y aplícalo rápidamente sobre tus uñas para disolver los aceites que quedaron en la superficie, los que no permitirían que el esmalte se adhiriera correctamente.

6. **Alísate las superficies ásperas.** Ponte una capa de base restauradora para emparejar las imperfecciones y déjala secar por dos minutos.

7. **Píntatelas.** Aplícate una capa fina de tu esmalte favorito, espera tres minutos, y luego aplícate una segunda capa fina. Asegúrate de pintarte las puntas y hasta por debajo de las uñas para prevenir descascaramiento prematuro.

8. **Nivélatelas.** Aplícate una capa transparente, y deja que tus uñas se sequen por lo menos veinte minutos, aunque por dos horas sería mejor. (Las capas que se secan rápido, aunque son convenientes, son más propensas a descascararse.)

9. **Corrije tus errores.** Mete el aplicador de la sombra de ojo, o un palillo envuelto en algodón, en el removedor de esmalte y limpia cuidadosamente la piel manchada.

aplicación perfecta

Sin duda, la parte más difícil de hacerse las uñas una misma es aplicarse el esmalte. Aquí tenemos un consejo: cuando estés pintándolas con la mano que no es dominante, maximiza tu control apoyando la mano en un libro de unos tres centímetros de espesor o dos sobre la mesa. Ya sea que estés pintándote las uñas de las manos o de los pies, emplea esta técnica para obtener la aplicación más impecable.

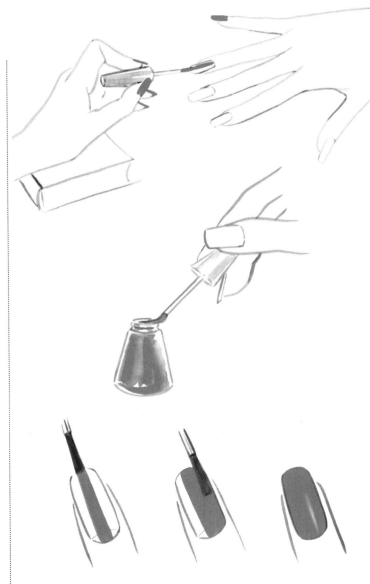

1. Reduce la cantidad de esmalte.
   Al remover la varita del frasco, presiona la brocha contra la boca del mismo para sacar el exceso de líquido. Esto va a garantizar la capa más fina posible. (Es más probable que las capas gruesas formen una burbuja y la pintura se pueda descascarar.)

2. Encuentra tu posición. Pon la punta de la brocha a un centímetro sobre la base de la uña. Deja que las cerdas se abran en abanico.

3. Trabaja en tres. Pinta una capa fina de esmalte por el medio, luego en cada lado. Sólo debes necesitar tres brochazos para cada uña; menos si son los dedos del pie.

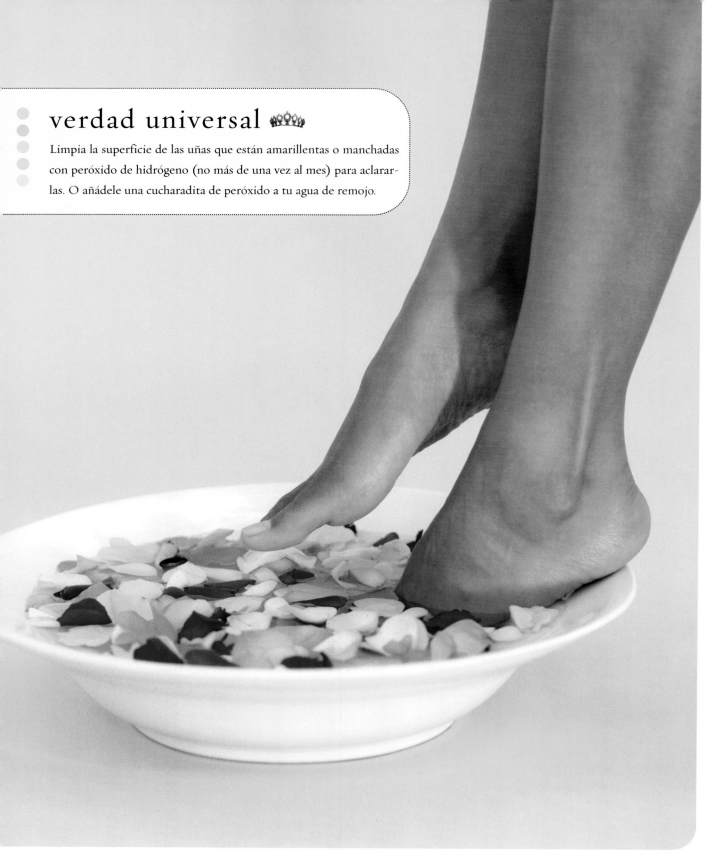

verdad universal

Limpia la superficie de las uñas que están amarillentas o manchadas con peróxido de hidrógeno (no más de una vez al mes) para aclararlas. O añádele una cucharadita de peróxido a tu agua de remojo.

la pedicura universal

El concepto de cuidarse los dedos del pie puede que sea poco atractivo, hacerte una pedicura en casa es realmente una forma fácil de transformar tu baño en un *spa* lujoso de cuatro estrellas. Margaret Gardiner incorpora sus tratamientos de pie en uno que hace de pies a cabeza en su jacuzzi. «Si aparecen asperezas, las ataco con una piedra pómez, luego las embadurno con crema cuantas veces como pueda al día, lo que el tiempo me permita», afirma.

1. **Desecha lo viejo.** Pon una bolita de algodón a remojar en un removedor sin acetona y quítate el esmalte que tienes ahora.

2. **Corta tus uñas.** Córtate las uñas en línea recta (esto va a prevenir uñas encarnadas) para que estén niveladas o justo debajo de las puntas de los dedos. Luego lima las esquinas ligeramente.

3. **Zona del *buffer*.** Utiliza un *buffer* suave para allanar las marcas en las superficies de las uñas, pero recuerda que si exageras, estas se pueden poner delgadas y débiles.

4. **Mima tus piecitos.** Pon tus pies a remojar en agua caliente con jabón por lo menos cinco minutos. Para un tratamiento especial extra, añádele unas cuantas gotas de lavanda o aceite de limón.

5. **Adiós aspereza.** Restriega tus pies con un exfoliante granulado. Elimina la piel muerta de los lugares que se han puesto gruesos como los talones y las plantas de los pies con una esponja húmeda o una piedra pómez.

6. **Humedécete bastante.** Enjuágate todos los rastros de jabón y exfoliante, y luego masájeate una crema hidratante para el pie o el cuerpo.

7. **Haz que tus dedos brillen.** Seca tus pies con una toalla suave y esponjosa, luego frota aceite de cutícula en la base de cada uña. Empuja las cutículas con un palillo (no las cortes). Luego envuelve algodón alrededor del palillo, mételo en removedor de esmalte y limpia la superficie de las uñas.

8. **Remueve las marcas.** Aplica una capa de la base restauradora y espera dos minutos.

9. **Añade color.** Ponte dos capas finas de esmalte, seguidas de una capa transparente de brillo secante, esperando tres minutos entre cada una de estas.

10. **Hazlo perfecto.** Remoja un palillo envuelto en algodón o un aplicador de sombra de ojos en removedor de esmalte, para remover las manchas y los errores alrededor de las uñas.

●●●●●

en sus propias palabras

«Pienso que hacerse una buena pedicura, ya sea en casa o en un salón de belleza, es una de las cosas más importantes que una mujer puede hacer por sí misma. Si te has tomado la molestia de comprar unos zapatos antes de encontrarte con un hombre para ir a beber un café, lo último que quisieras que él hiciera es mirar hacia abajo y ver cutículas irregulares por todos lados. Siempre he tratado de hacerme una pedicura cada dos semanas, al menos».

—Jennifer Hawkins,
Australia, Miss Universo 2004

hecho en el color

Jennifer Hawkins muy felizmente cuidó de sus uñas hasta que ganó la corona en 2004. Y en ese año eran visitas excesivas a los salones de bellezas y los *spas*. Jennifer adoptó las manicuras francesas, pero pronto se dio cuenta que eran difíciles de mantener. «Ahora lo único que uso es rosado transparente en mis manos», alega, «y color sandía y rosados en los dedos del pie». La mayoría de las mujeres tiende a usar más colores naturales en los dedos de la mano, guardando los más brillantes para los pies, pero la regla general más importante es usar un color que favorezca el color de tu piel.

los colores pálidos

Piel blanca: Prueba colores fríos como el rosado pálido con base azul y el fresa claro. Evita tonos con base lavanda y amarillo.

Piel mediana y color aceituna: Prueba los transparentes blancos, rosados y con toques dorados. Evita todo lo que tenga trasfondo azulado.

Piel oscura: Prueba rosados brillantes o beige y amarillo transparente. Evita colores que se vean como tiza sobre las uñas.

los colores oscuros

Piel blanca: Prueba colores fríos como el fresa intenso, el rojo sangre y el ciruela. Evita los colores achocolatados y los morados brillantes.

Piel mediana y color aceituna: Prueba el color chocolate ladrillo, el rojo con base anaranjada y el marrón intenso. Evita el color fresa.

Piel oscura: Prueba el color chocolate profundo, el crema y el ciruela intenso. No evites nada. La piel oscura se ve bien con casi todo.

cómo mantener las apariencias

Tal vez una razón por la que Margaret Gardiner no pasa mucho tiempo retocándose las uñas es porque las trata como oro. «Cuando estoy buscando algo en mi cartera, uso una pluma para rebuscar entre las cosas para que mis uñas no se me astillen ni quiebren», dice. Ella desliza esa misma pluma por debajo de las envolturas de los CDs y los DVDs, en vez de usar sus uñas para abrirlas. He aquí cómo mantener tu manicura mucho después de la fecha de expiración.

Déjalo secar. El esmalte puede permanecer pegajoso y se puede marcar fácilmente una hora después de su aplicación. Si tienes la posibilidad de no hacer nada con tus manos (o pies) por toda una hora, serás recompensada con unas uñas lisas y brillantes toda la semana.

Usa guantes. Trabajar en el jardín y lavar los trastes puede matar a las uñas. Un par de guantes de látex las protegerá del agua, los limpiadores abrasivos y otros materiales peligrosos.

Invierte en un seguro para las uñas. Aplícate nuevamente el brillo secante cada dos días para evitar que se descascaren las puntas.

Salva tu piel. Ten a la mano una esponja de fibra natural y una piedra pómez en el baño, para que puedas eliminar las asperezas antes de que empeoren.

¡Hidrátate, hidrátate, hidrátate! Para mantener tus manos, pies y cutículas hidratadas, aplícate una crema hidratante varias veces al día. Antes de acostarte, ponte unas medias de algodón sobre tus pies recién hidratados; se sentirán suaves como la piel de un bebé por la mañana.

verdad universal

Bárbara Palacios (Venezuela, Miss Universo 1986) tiene un arma secreta para mantener sus uñas bien fuertes y brillantes: aceite de oliva. «Lo froto en mis uñas después de lavar los trastes o cualquier otra cosa que sea muy áspera para mis manos», afirma.

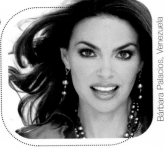

Bárbara Palacios, Venezuela
Miss Universo 1986

artículos indispensables

Para mantener sus uñas viéndose presentables entre sus citas de manicura o pedicura, las ganadoras del título se arman con jabón, limas y removedores de esmalte delicados. A continuación lo esencial que mantendrá felices a tus manos y tus pies.

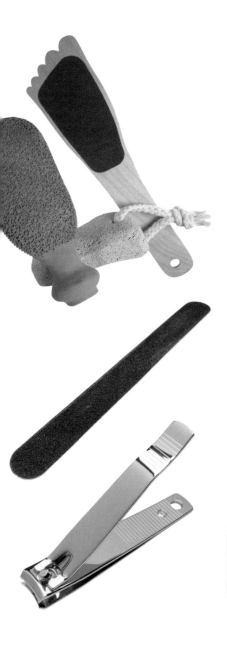

Buffer. El mejor tiene dos lados: uno con textura para reducir las asperezas y uno bien suave para darle brillo y remover manchas.

Cortaúñas. Mientras más afilados estén, mejor será la forma en que corten, así que vale la pena invertir más dinero en unos de buena calidad. Ya que a todos los cortaúñas se les va el filo después de un tiempo, reemplázalos por lo menos cada dos años.

Aceite de cutícula. Los buenos contienen aceites esenciales, como el de semilla de uva, para nutrir las cutículas resecas. La mayoría de los profesionales no aconsejan que se corte la piel, así que no compres un removedor de cutícula.

Lima de uñas. Las versiones de primera calidad dan forma a las uñas sin rasgarlas ni quebrarlas. Las limas de fibra de vidrio (*Diamoncel* hace una fabulosa) duran mucho más que las desechables, siempre y cuando las limpies periódicamente con agua y jabón.

Palillo. Úsalo para remover el sucio, empujar las cutículas hacia atrás, así como limpiar las manchas. Los usos de esta herramienta sencilla son innumerables.

Removedor. Para disolver el esmalte sin resecar las uñas, escoje un removedor sin acetona. Incluso algunas fórmulas contienen áloe para ayudar a restaurar la humedad.

Base restauradora. Esta actúa como una capa base, alisando las imperfecciones en las bases de las uñas y evitando que el esmalte de color manche tus bordes.

Exfoliantes. Ten un exfoliador granulado para el cuerpo junto con una esponja de fibra natural y una piedra pómez en tu baño para mantener las asperezas bajo control.

Separadores de dedos. Estos evitan que los dedos del pie se queden muy juntitos durante y después de la pedicura, mientras tus uñas se estén secando.

Brillo secante. No pienses que puedes escatimar aquí. La capa protectora provee más que brillo; puede aumentar la longevidad de tu manicura.

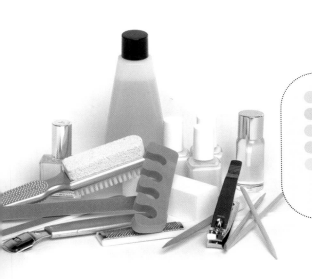

cómo hacerse las uñas en poco tiempo

Seas una reina de belleza o una madre de cuatro niños, quedarte quieta por un buen tiempo para pintarte las uñas (y luego dejarlas secar) no es siempre realista. Afortunadamente, hay maneras más rápidas para hacer que tus manos y tus pies se vean presentables.

Ponlos en una bolsa. Para una manera que no requiere exfoliación para remover las asperezas, llena dos bolsas con crema hidratante para el cuerpo o para los pies, métalas en el microondas de quince a treinta segundos (asegúrate de que estén tibias y no calientes), y luego mete tus manos o tus pies en la mezcla. Espera cinco minutos, y luego masajea cualquier cantidad de crema que quedó sobre la piel.

Lustra tu hermoso camino. Un buen lustrado impartirá un brillo natural que parece casi como si fuera una capa de esmalte de uñas transparente. La ventaja, comenta Margaret Gardiner, es que al darles a las uñas un descanso de una a dos semanas entre manicura «las dejas respirar y mantienen así su color saludable».

Recurre a esmaltes rápidos. Aunque los esmaltes que se secan rápido y las capas protectoras no son tan duraderos como los convencionales, está bien si se usan en un apuro. Sólo asegúrate doblemente de aplicar otra capa cada dos días para preservar el trabajo que hiciste lo más que puedas.

Haz que tus uñas crezcan en minutos. Para dar la ilusión de longitud sin recurrir a las falsas (las cuales pueden dañar la base de tus uñas), pinta una columna espesa de esmalte de color neutral en el centro de la uña, dejando una franja delgada de uña sin esmalte a cada lado.

Arregla el descascaramiento. La manera más rápida de hacer que un esmalte descascarado se vea como nuevo: empieza por pasar el *buffer* por el área hasta que se sienta suave al tocarla. Pasa el mismo esmalte que estés usando, espera tres minutos y luego pinta toda la uña con el esmalte. Termina con un brillo de secado rápido.

la sonrisa que cautiva

Angela Visser, Holanda, Miss Universo 1989

Angela Visser es una belleza natural en todo el sentido de la palabra. Creció en una pequeña aldea en las afueras de Rotterdam, en Holanda, rodeada de preciosos campos verdes. «Siempre recuerdo haberla pasado afuera», dice. «Allá la gente se la pasaba arreglando el jardín, caminando y jugando al tenis y al golf. Pasaba mucho tiempo en mi bicicleta y, cuando estás en eso, realmente no puedes usar tacones».

No era que Angela fuera poco femenina. De adolescente, Brigitte Bardot era su ídolo (¡y todavía lo es!), y leía muchas revistas de modas. Pero no fue hasta que unas amigas la animaron a que participara en el concurso de Miss Holanda, que realmente tuvo la oportunidad de meterse de lleno en las cosas que sólo hacen las chicas. Ganó muy fácilmente, prosiguió al concurso de Miss Universo e inmediatamente empezó a preocuparse porque pensaba que no pertenecía a esa categoría. «Me acuerdo haber llegado y ver a muchas mujeres con muchas maletas», dice.

Al final, la joven sin exceso de equipaje, salió ganando la corona. De su victoria como Miss Universo, Angela pasó a tener una carrera muy exitosa como actriz y modelo, antes de hacer una transición en 2005, para así poder concentrarse en su más reciente (y muy especial) proyecto: criar a su hija, Amelie.

Ahora se entiende por qué la belleza holandesa navega por la vida con una sonrisa tan brillante. Angela, que nunca ha usado blanqueadores para sus dientes, piensa que el factor primordial tras su boca de megavatios, es la forma tan saludable en que la criaron. «Todo lo que comíamos allá era muy fresco», afirma. «Muchas frutas y vegetales. Y tomaba leche de la vaca directamente, se puede decir, tal y como lo hacen los niños en Estados Unidos con las gaseosas. Pero pienso que los genes también tuvieron que ver en eso».

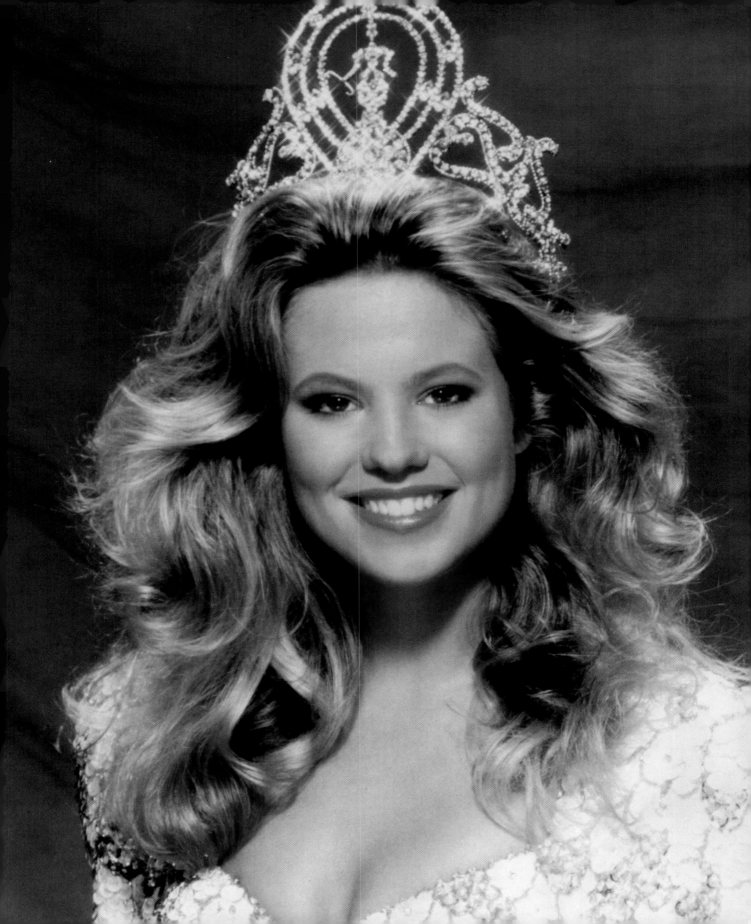

qué son las manchas y cómo prevenirlas

Angela Visser dice que nunca en su vida fumó un cigarrillo ni tomó vino tinto, y que muy pocas veces toma café. Dale una mirada a su sonrisa y sabrás que dice la verdad. Las manchas son causadas por una variedad de factores, frecuentemente por las partículas que son depositadas en los dientes al comer o al beber. La dieta es un factor que determina cuán fácilmente pueden decolorarse tus dientes, pero el grosor y la composición de ellos también son clave, así como la edad. Mientras más años tengas, las manchas tienden a ser más difíciles.

anatomía de una mancha

Existen cuatro formas elementales de decoloración. Las manchas de la superficie, causadas por fumar y beber café, perjudican el esmalte, aunque casi siempre responden a los tratamientos blanqueadores. Las manchas causadas por la edad afectan la parte interna del diente, las amarillentas pueden ser aclaradas por blanqueadores mientras que las grisáceas son más resistentes. Las manchas intrínsecas (usualmente producidas por el uso de antibióticos, exceso de flúor o fiebres altas prolongadas en la niñez), tienden a ennegrecerse o a ponerse grises, y típicamente no mejoran mucho con los tratamientos blanqueadores. Por último, las manchas causadas por accidentes (piensa en el tratamiento de conducto), puede causar que se vean grises o parduzcas. En algunos casos, los blanqueadores ayudan, pero no del todo.

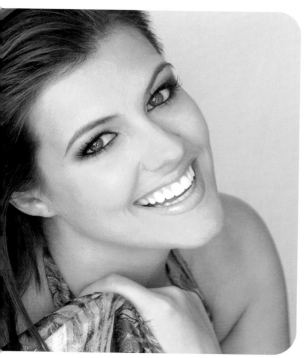

Chelsea Cooley, Miss EE.UU. 2005

blanquea tus dientes

Radford Y. Goto es un dentista de Nueva York que ha blanqueado los dientes de cada Miss Universo (sin mencionar a las Miss Estados Unidos y Miss Teen Estados Unidos) desde el año 2000. Él tiene un arma blanqueadora secreta: un sistema llamado *BriteSmile*. El tratamiento blanquea los dientes en poco más de una hora, usando una lámpara especial para agilizar y activar el esparcimiento del peróxido de hidrógeno sobre el diente. Para aquellos que prefieren no gastar tiempo ni dinero con un dentista, los tratamientos caseros a menudo ofrecen alternativas más económicas. Pueden ser eficaces con las manchas superficiales, y los médicos no ven nada malo en ellos. (Aunque dicen que siempre es mejor ver a un profesional para asegurarse de que la decoloración no se debe a algo más serio, como una cavidad u otra infección.) Advertencia: Los productos blanqueadores adquiridos por prescripción médica o venta libre en la farmacia, sólo brindan beneficios cosméticos; nunca deben sustituir la limpieza dental y el chequeo regular.

en la farmacia

Pastas de dientes y geles: Aunque cualquier pasta de dientes regular te ayuda a limpiar lo sucio y la decoloración de la superficie, las fórmulas blanqueadoras contienen ingredientes adicionales y abrasivos para remover las manchas difíciles de quitar, pero sobre todo, no contienen peróxido. Estas pastas definitivamente pueden darle a tu sonrisa esa pulida adicional, pero no esperes resultados dramáticos que sólo se pueden lograr con un tratamiento blanqueador.

Riesgos: Pocos o nada, aunque podrás experimentar un incremento leve en la sensibilidad de tus dientes. Además, para asegurarte que la fórmula está limpiando apropiadamente, ve si el paquete tiene el sello de aprobación de la Asociación Dental Americana.

Pintura especial: Aplícalas sobre el diente durante el día o la noche, dependiendo de la fórmula. El gel de peróxido se adhiere a la superficie, blanqueando las manchas del esmalte (y por debajo de este).

Riesgos: Prácticamente ninguno, excepto una leve sensibilidad en el diente. Pero como la saliva puede diluir el gel, tal vez no trabaje tan bien como los productos que sellan el blanqueador sobre el diente como una barrera.

Cintas: Cintas delgadas de plástico cubiertas con gel de peróxido, se ponen alrededor de los dientes, tanto los de arriba como los de abajo, formando una barrera para prevenir que la saliva diluya los ingredientes blanqueadores.

Riesgos: Posiblemente tengas una leve sensibilidad en los dientes. Además, recuerda que las cintas casi nunca llegan hasta los dientes de atrás, así que debe esperarse que estos se mantengan amarillentos.

Bandejas: Las bandejas plásticas llenas de gel de peróxido mantienen firmemente el blanqueador sobre el diente y en los espacios del medio. Dependiendo de la marca y el tipo, algunas bandejas se usan durante la noche, en cuanto que otras se pueden usar por una hora en el día. Muchas vienen en un tamaño estándar, pero algunas pueden moldearse a la forma de tu boca después de remojarlas en agua caliente.

Riesgos: Debido a que este método tiene dosis concentradas de blanqueadores, la sensibilidad es mucho más común. Otro efecto secundario no deseado es que las encías pueden enrojecerse, irritarse y algunas veces aclararse. Esto desaparece cuando se descontinúa el tratamiento.

en la oficina del dentista

Las bandejas que se pueden llevar a casa: Estas bandejas prescritas por el dentista trabajan mejor que la variedad que se pueden encontrar en las farmacias, por dos razones: Primero, que contienen mayor concentración de blanqueadores «generalmente más de veinte por ciento de peróxido, comparado con niveles de nueve por ciento o menos para las que no se necesita prescripción». Segundo, las bandejas son moldeadas con precisión para que encajen bien en su boca, lo cual garantiza que el gel se quede firmemente sobre el diente y no migre al área de la encía. La mayoría de los pacientes las usa por varias semanas, durante la noche o por treinta minutos al día.

Riesgos: Otra vez, la queja más común es la sensibilidad en los dientes. Pero, como esto se hace bajo la supervisión de un dentista, él puede observar el encaje y la concentración del gel para que te sientas más cómoda.

Blanqueador potente: Tratamientos como *Zoom* y *BriteSmile* son ideales para quienes no tienen mucho tiempo o paciencia. Después que el gel con peróxido se aplica sobre el diente, la luz o rayo láser se enfoca sobre la pieza para ayudar a que el blanqueador penetre rápidamente. Planea estar en la silla por tres ciclos de veinte minutos cada uno, pero la mayoría de los dentistas tienen DVD y otras formas de entretenimiento para combatir el aburrimiento.

Riesgos: Nada que no se haya dicho antes. Sin embargo, los expertos piensan que, a menos que tengas una boda o un evento la próxima semana, sería mejor que usaras las bandejas prescritas por el dentista, las cuales tienden a dar mejores resultados y son más duraderas. «Muchos dentistas, después de hacerles el tratamiento del blanqueador potente, mandan a los pacientes a sus casas con las bandejas».

kilómetros de sonrisas

Tal vez los blanqueadores, los adhesivos dentales y los veneers, sean relativamente un fenómeno reciente, pero las sonrisas maravillosas siempre han estado de moda. Echa un vistazo a las sonrisas más deslumbrantes de las Miss Universos anteriores.

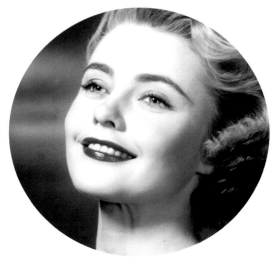

Hellevi Rombin, Suecia, Miss Universo 1955

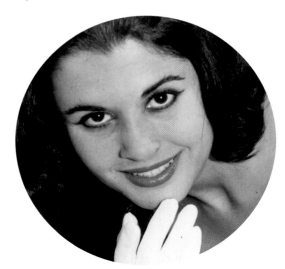

Norma Nolán, Argentina, Miss Universo 1962

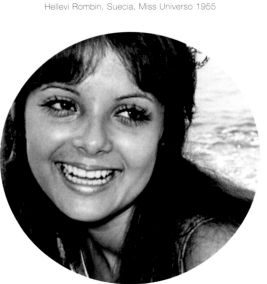

Marisol Malaret, Puerto Rico, Miss Universo 1970

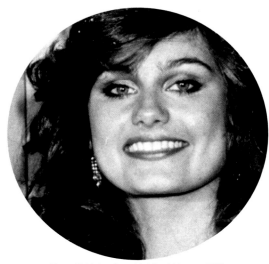

Karen Baldwin, Canadá, Miss Universo 1982

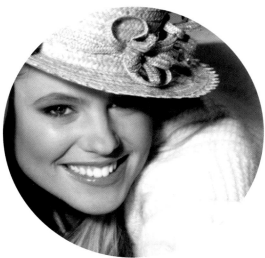

Angela Visser, Holanda, Miss Universo 1989

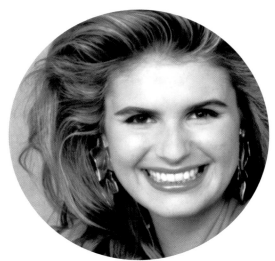

Michelle McLean, Namibia, Miss Universo 1992

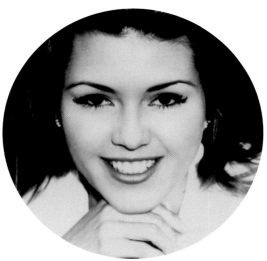

Alicia Machado, Venezuela, Miss Universo 1996

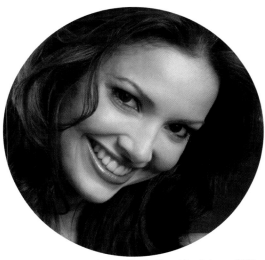

Denise M. Quiñones August, Puerto Rico, Miss Universo 2001

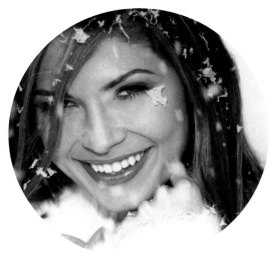

Justine Pasek, Panamá, Miss Universo 2002

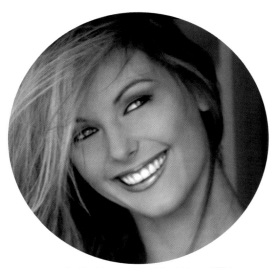

Jennifer Hawkins, Australia, Miss Universo 2004

¡sonríe!

El blanqueo es sólo una de las opciones del menú cada vez más creciente que ofrece la cosmetología dental. Lo que significa que las mujeres que les falten dientes o que los tengan torcidos o quebrados, pueden *pagar* para tener una sonrisa perfecta, digna de un concurso de belleza. (Y decimos *pagar*, porque estos tratamientos no son nada baratos.) La cosmetóloga dental Allyson K. Hurley explica algunos de los procedimientos más populares que ella hace.

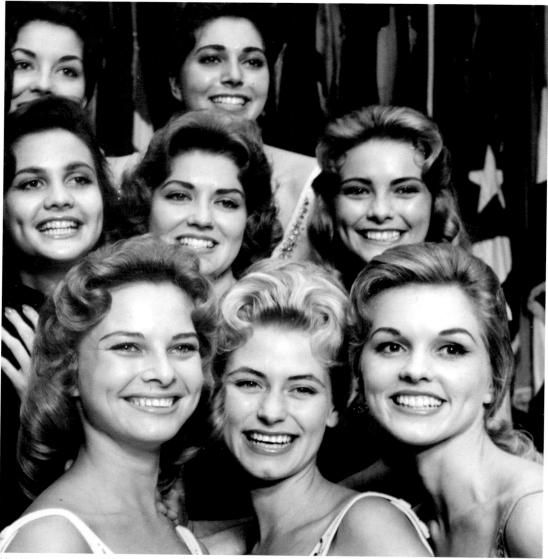

Miss Universo contentas, 1960

Frenillos o «braces»: No voltees la página todavía. Los frenillos han progresado de las versiones de ferrocarril que todos toleraron en el séptimo grado. Los frenillos transparentes de hoy, mueven los dientes con alambres invisibles atados a unas bandas de porcelana. Y si tu sonrisa no está severamente torcida, hasta podrías usar un aparato llamado *Invisalign*, que consta de un conjunto de alineadores plásticos removibles y transparentes que enderezan los dientes lentamente.

El costo: Unos cuantos miles de dólares, dependiendo del tipo y el tiempo que los uses.

Recuerda: Los frenillos transparentes cuestan muchísimo más que las versiones antiguas de metal. Y no importa qué método utilices para enderezar tus dientes, puede tomar meses e incluso años para que se vean los resultados.

Adhesivos dentales o «bonding»: Un material parecido al esmalte de los dientes es aplicado para corregir los que están quebrados, para rellenar espacios, reparar rajaduras y cambiar la forma de un diente. Una vez que el material es moldeado alrededor del diente, es endurecido utilizando una luz especial, y luego es pulido hasta que se parezca a tus otros dientes.

El costo: $400–$1,000 por diente.

Recuerda: Aunque el «bonding» cueste menos por diente que los «veneers» (ver abajo), los resultados no duran tanto. Se calcula que la duración es como unos cinco años. Recuerda también que este material se mancha más fácilmente que los «veneers».

Veneers: A diferencia de las coronas, las cuales se encajan alrededor del diente entero, los «veneers» son laminados de porcelana hechos a la medida, que se pegan a la parte exterior del diente. Para ayudar a que peguen, el dentista lima el diente original (la superficie dispareja hace que incremente la adherencia). Ya sea que se adhieran sobre varios dientes al mismo tiempo o sobre uno solamente, los «veneers» pueden cambiar tu sonrisa, cubrir un diente quebrado o rajado, o camuflar la decoloración que es resistente al blanqueo.

El costo: De $1,100 a $2,000 dólares por diente.

Recuerda: Los «veneers» por lo general duran de cinco a quince años. Eso significa que tienes que planear ponerte otro al una vez en tu vida porque simplemente no puedes regresar a tu diente original cuando esos laminados de porcelana se desgasten.

Alzamiento de encía: Si estás acomplejada por una sonrisa que destaca tus «encías», este procedimiento te puede ayudar. El dentista usa láser para remover el exceso de encía y las moldea nuevamente sin mucho dolor y muchas veces sin sangre. Los resultados duran toda la vida.

El costo: 500 por diente.

Recuerda: Necesitas elegir a un cosmetólogo dental que realmente conozca los equipos láser para minimizar el riesgo de las complicaciones.

artículos indispensables

Entre tus visitas al dentista, necesitas más que unas bandejas de blanqueo para mantener una sonrisa sana, limpia y brillante. ¿Tienes todo lo necesario en tu cuarto de baño?

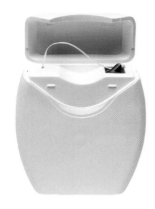

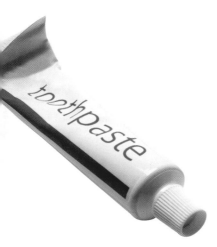

Blanqueador: Puedes escoger entre una gran variedad de tipos y marcas, pero considera visitar a tu dentista antes de empezar cualquier sistema de blanqueo.

Chicle: Leíste bien. Masticar un pedazo de chicle sin azúcar entre comidas, incrementa el fluido de saliva, el cual ayuda a quitar las partículas de comida y los ácidos que causan caries.

Hilo dental: El hilo viene con cera, sin cera, con o sin sabor. Escoje el que te sea más cómodo pero, principalmente, ¡úsalo! Limpiarse los dientes con hilo dental una vez al día es crucial para remover la placa dental que está entre los dientes, la cual tu cepillo de dientes ni tu enjuague bucal pueden quitar. Además, ayuda a prevenir enfermedades de las encías.

Cepillo de dientes. La Asociación Dental Americana (ADA) recomienda lavarse los dientes por lo menos dos veces al día con un cepillo de cerdas suaves. La cabeza debe ser lo suficientemente pequeña para poder llegar a cada uno de los lados del diente. Y no olvides cepillarte la lengua para remover la bacteria y combatir el mal aliento. Compra un cepillo de dientes nuevo cada tres o cuatro meses. También considera adquirir uno eléctrico. Las versiones *Sonic* (como *Sonicare*) se mueven de treinta a cuarenta mil pulsaciones por minuto, dirigiendo la acción entre los dientes y debajo de las encías.

Pasta dental. En estos días puedes encontrar pastas dentales y geles de cualquier tipo y sabor imaginables. Usa cualquier fórmula que te guste, siempre y cuando tenga el sello de ADA. De no ser así, no podrías estar segura de que estás consiguiendo suficiente flúor para prevenir las caries.

verdad universal

¡Qué clase de dedicación! Durante sus visitas de regreso a Holanda, Angela Visser todavía hace sus citas dentales con el dentista que la atendía durante su niñez. Y aun si no puede regresar a su pueblo natal, es muy diligente fijando sus citas para la limpieza de sus dientes, dos veces al año.

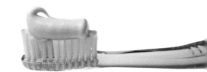

cómo aprovechar mejor una sesión de blanqueo

Blanquear los dientes, ya sea profesionalmente o en casa, hace más que solo lograr que brillen más que una diadema de Mikimoto. Eso puede darle un resplandor total a la cara y hasta quitarle unos cuantos años a tu apariencia. Para ayudar a que tu experiencia con el peróxido sea todo lo que debería ser, préstale atención a este consejo:

Conoce tus límites. Una vez más, no todas las manchas pueden ser erradicadas y algunas pueden blanquearse en forma dispareja. Comunícale tu caso particular de decoloración al dentista para que te ayude a evaluar tus expectativas. Recuerda también que el blanqueo sólo da resultados en los dientes naturales. Si tienes adhesivos dentales, rellenos de color o veneers que se hayan vuelto amarillentos, puede que se distingan de los dientes blanqueados.

No exageres. Lo anterior sigue vigente aun si usaras los productos blanqueadores diez veces al día. Una sobredosis de esos productos al buscar una sonrisa más blanca puede irritar las encías y causarles una sensibilidad dolorosa a tus dientes. Además, una sonrisa cegadora es casi tan desfavorecedora como una color maíz (bueno, tal vez no tanto).

Empieza en limpio. Para asegurarte de que el blanqueador se adhiera y penetre tan parejo como sea posible, cepíllate los dientes bien primero y, si es posible, hazte una limpieza profesional antes de empezar el tratamiento de blanqueo para así remover el sarro y la acumulación de la placa dental.

Elimina tus malos hábitos. Casi no tiene sentido gastar cientos de dólares en una cita para usar un blanqueador potente, si vas a empezar a acumular manchas el siguiente día. Nadie está diciendo que tienes que dejar de tomar tu *Pinot Noir* ni tu café expreso en las mañanas, pero considera reducir el consumo de ambos. Y asegúrate de lavarte bien los dientes después de ingerir licor o fumar. En efecto, los dentistas indican que sus pacientes se vuelven mucho más cuidadosos en cuanto a mantener bien sus dientes y sus encías después del blanqueo.

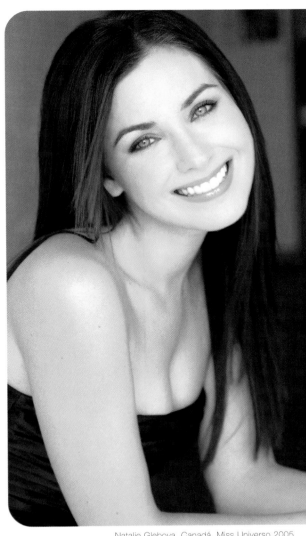

Natalie Glebova, Canadá, Miss Universo 2005

viaja bien

Brook Lee, EE.UU., Miss Universo 1997

Cuando tenía un poco más de veinte años, a Brook Lee, oriunda de Hawai, se le conocía como la Susan Lucci de los concursos de belleza. «Nunca ganaba», dice. «Me paraba allá arriba, era gentil y cortés. Era una perdedora profesional, y lo hacía muy bien». En ese entonces, todo lo que le interesaba a Brook era reunir suficiente dinero para ir a la universidad. Entrar en los concursos de belleza locales (además de bailar hula-hula y modelar en los centros comerciales) parecía ser la forma más lucrativa de hacerlo. Por dos años consecutivos, perdió cada concurso y en el proceso acumuló miles de dólares en becas. Finalmente, a los veinticuatro años de edad, llegó su barco. Brook ganó Miss Hawai, después el Miss Estados Unidos y pasó al Miss Universo.

Si tuviera que nombrar un secreto de belleza que le ayudara a ganar la corona, probablemente Brook le daría crédito a su inteligencia cautivadora. «Muchos críticos dijeron: "Ella no era la más hermosa, pero sabía cómo ingeniárselas con las palabras"», afirma Brook. En efecto, su simpático sentido del humor es todavía uno de sus deslumbrantes atributos. Y no hay otro lugar en el que esto sea más aparente que cuando recuerda los días en que viajó alrededor del mundo con toda su vestimenta de Miss Universo. «Cada vez que me montaba en el avión, llevaba la corona en un estuche para armas de fuego», afirma riéndose. «La gente en el departamento de equipajes, clavaba sus ojos en el estuche y preguntaban qué había adentro. Muchos querían probarse la corona y, por supuesto, yo dejaba que lo hicieran. Hay muchas fotos de pilotos y azafatas usando la corona. Pensaba: Si yo soy Miss Universo, todos somos Miss Universo».

Ahora que es actriz, Brook todavía viaja mucho por razones de trabajo. Sin corona y menos trajes de noche para empacar, recorrer el mundo es considerablemente más fácil. Siempre tiene cuidado de empacar lo menos posible, y trata de ponerlo todo en una o dos maletas de mano que ella misma pueda llevar con facilidad. Una cosa no ha cambiado desde sus días de Miss Universo: Brook todavía baja del avión viéndose un poco más guapa que todas nosotras. Para saber cómo lucir y sentirse mejor cuando viajes, continúa leyendo.

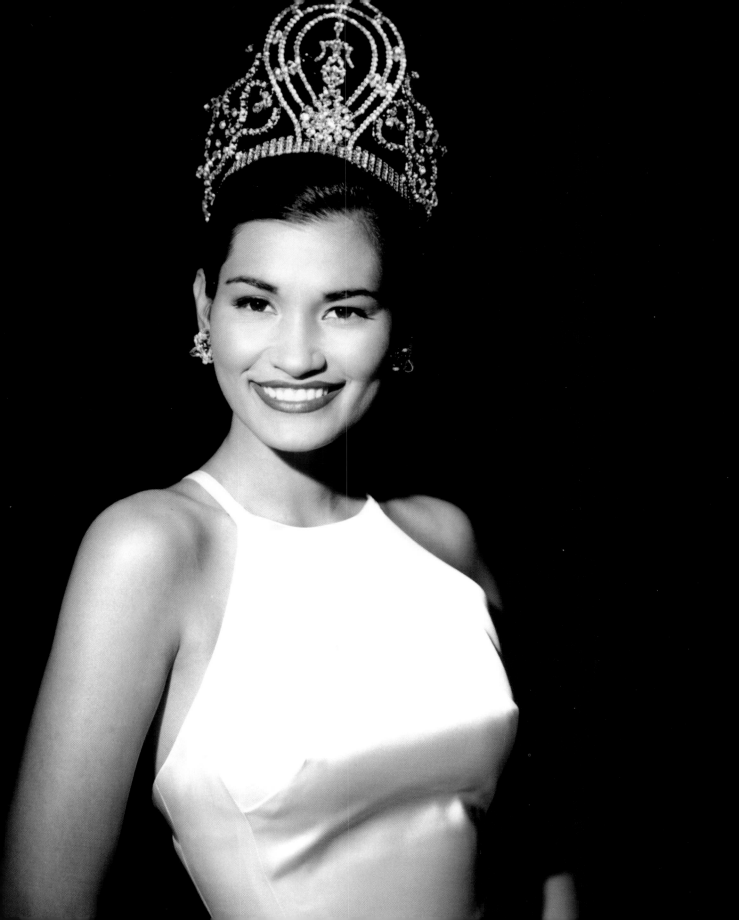

viaja bien

Las aspirantes a Miss Universo 2005 llegaron a Bangkok tres semanas antes de la competencia oficial y, como siempre, los fotógrafos las asediaron al minuto en que aterrizaron. Qué bueno que las concursantes promedio saben cómo arreglárselas para verse fabulosas después de viajar apretujadas por varias horas en un avión. Sin emabargo, la mujer común y corriente tiene suerte si puede hallar su cartera que está en el fondo de su maleta de mano. Toma nota de estas sugerencias antes de descender del avión.

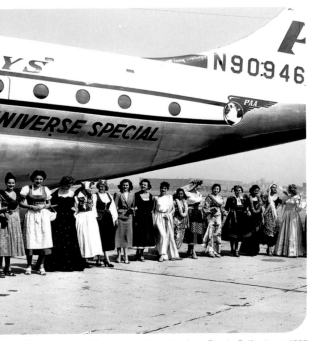

Concursantes de Miss Universo llegando a Long Beach, California, en 1953

Combate la deshidratación de adentro hacia fuera.
Los niveles de humedad dentro del avión pueden ser horriblemente bajos, lo que explica por qué hasta la piel grasosa se siente reseca y como un papel cuando se enciende la luz de aterrizaje. «No hay nada mejor que el agua para ayudar a que su piel se vea bien», dice Wendy Fitzwilliam (Trinidad y Tobago Miss Universo 1999), que es una fanática del agua, esté viajando o no. Bebe una botella antes de partir, luego ingiere por lo menos una más por cada hora de viaje. Y resiste la tentación de la mesita de cóctel porque el alcohol sólo la deshidratará más. «Casi nunca bebo alcohol en el avión», dice Wendy. «Aunque tal vez añado un poquito de crema de licor irlandesa, *Baileys Irish Cream*, en mi postre para que me ponga a dormir».

Y de afuera hacia dentro.
Wendy mima su cara con una crema humectante antes de abordar el avión. Y trae bastante con ella para el vuelo. Su favorita es de la línea *Jencare*. «Los envases pequeñitos de loción que te dan en primera clase no son suficientes», dice la que una vez obtuvo el título, y que lleva consigo *Neutrogena Swiss Formula* para sus pies y sus manos, y se la aplica una y otra vez durante todo el viaje. Un último comentario acerca de la loción: Si te sientas junto a la ventanilla, asegúrate de que la crema humectante para tu rostro y tus manos tenga filtro solar, ya que los perjudiciales rayos ultravioleta pueden atravesar el vidrio.

Guarda el maquillaje para cuando lo necesites.
Si te estás aplicando un montón de loción cada hora, no querrás ponértela sobre la base de maquillaje y polvo. Conserva tu rostro sin maquillaje durante el viaje y arréglate antes del aterrizaje. La rutina rápida de Brook Lee antes de aterrizar (la que usa cuando tiene que correr de un evento a otro) es simple: «Un poquito de rubor en las mejillas y brillo en los labios», afirma. «Me levanta instantáneamente y me regresa la circulación. Luego me pongo un poco de rímel y estoy lista».

Ayuda a tu cabello.
La poca humedad que hay dentro de la cabina de la nave no sólo arrasa tu piel. Aun los viajes cortos pueden hacer que tu cabello se vea lacio y sin vida, a menos que seas Brook Lee. Ella se lo levanta por completo y se hace una cola de caballo que dura todo el viaje. Esto no sólo le mantiene el cabello alejado del rostro, sino que también se lo levanta desde las raíces. Cuando se lo suelta antes de aterrizar, el cabello se le ve lacio, brillante y voluminoso.

belleza al instante

Por supuesto que el viaje en avión es sólo una fracción del tiempo que pasas fuera del hogar. Cómo permanecer hermosa cada día de tu viaje, veamos:

Adelántate.

Wendy Fitzwilliam siempre tiene una cartera lista y llena con artículos de tocador. Prepara tu bolsita de belleza cuando estés en casa y relájate, para que puedas determinar con exactitud qué artículos vas a usar al estar fuera. Compra suficientes frascos plásticos para poner tus productos dentro de ellos; muchas carteras para los artículos de tocador vienen ya con frascos de almacenaje que caben perfecto en ellas, y llénalos tres cuartas partes (si los llenas por completo, tal vez puedan gotear o explotar al ser expuestos al calor o a movimientos excesivos). Si regularmente tomas una medicina en particular con prescripción, también es buena idea guardar copias de esas prescripciones en tu cartera por si las necesitas en caso de emergencia cuando estés fuera del hogar.

Deja que el hotel te ayude.

Seamos realistas. A todas se nos olvida algo (eso, o la aerolínea confisca las navajas para rasurar o las pinzas). Antes de comprar otras, busca en la canasta de regalitos que el hotel coloca en tu habitación. Los mejores hoteles proveen champúes y lociones de alta calidad y hasta navajas para rasurarse. Si todavía te falta otro producto de belleza, muchas veces el *concierge* te lo puede conseguir (y si no usas los artículos de tocador que te provee el hotel, guárdalos en tu bolsa de viaje para utilizarlos en el futuro).

Lleva artículos que te ayuden a dormir.

Tal vez dormir adecuadamente sea el mejor secreto de belleza que existe. Es lamentable meterse en una cama extraña que no es ideal para quedarse dormida, especialmente si estás en un cambio de horario. En vez de depender de las pastillas para dormir (muchas de ellas pueden dejarte sintiéndote más grogui en la mañana), lleva contigo una mascarilla para los ojos, un frasco de aceite de lavanda para echarle unas gotas a tu almohada, y algo relajante que te recuerde tu casa. Wendy Fitzwilliam nunca viaja sin su pequeño álbum de fotos, llenos de las fotografías de sus padres, su hermana, su novio y otros seres queridos. «Lo pongo en mi mesita de noche para poder verlos antes de dormirme», dice.

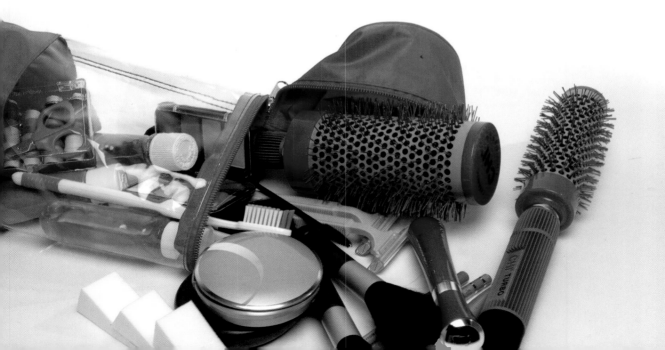

empaca menos, usa más

Cuando Justine Pasek (Panamá, Miss Universo 2002) ascendió al trono, empezó a viajar muchísimo, promoviendo su causa oficial (la prevención del Sida) en Japón, Bali, Tailandia, Camboya, Canadá y Ecuador. Cuando vives tanto tiempo de tu vida dependiendo de una maleta, lo mejor que puedes hacer es empacar sabiamente. Los gurúes del Miss Universo, Billie Causieestko y David Profeta, con unos viajeros muy experimentados, ofrecen algunas sugerencias:

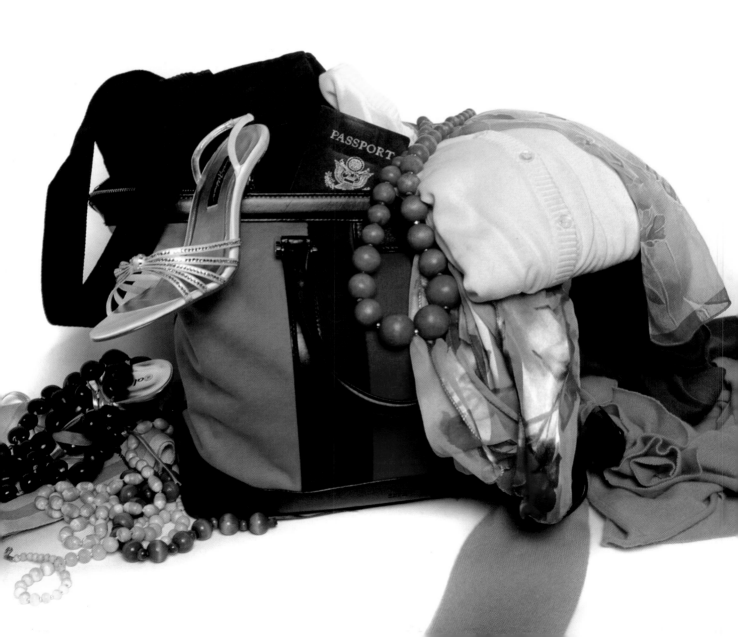

verdad universal ♛

Todo el mundo sabe que el truco para «planchar» la ropa arrugada después de desempacarla es: colgarla en el baño con la ducha puesta al máximo [por lo del vapor]. Pero aquí hay algo que tal vez no sepas: Profeta aconseja colgar los pantalones boca abajo por el ruedo. La tela extra que está en la cinturilla y en los bolsillos jalarán los pantalones, sacándole las arrugas más eficazmente. Y no olvides: la mejor manera de evitar complicaciones como estas es desempacar apenas llegues al hotel.

Haz maravillas con el pañuelo. Estos se pueden meter fácilmente en los bolsillos de las maletas y ofrecen una manera fácil de adornar un vestido sencillo o domar un cabello rebelde. Enrolla uno convirtiéndolo en un fabuloso cinto y úsalo con unos jeans. Dobla otro como una bandana y úsalo para sostener tu cabello. O transforma uno largo en un chal delicado para una fiesta cóctel.

Destácate con accesorios. ¿Quién quiere desperdiciar espacio empacando un vestido diferente para cada día de la semana? Natalie Glebova (Canadá, Miss Universo 2005) prefiere empacar joyería extra. «Es increíble cómo puede una ponerse un collar y hacer que una blusa sencilla que se usó dos días atrás, se vea totalmente diferente», afirma. Lo mismo ocurre con los zapatos. Ella compró dos pares de pantalones blancos capri para sus tres semanas en Bangkok en 2005. «Pero cuando me cambié los zapatos», asegura, «los pantalones tomaron un carácter totalmente nuevo».

Observa el clima. Definitivamente tienes que considerar el clima al que vas, antes de empacar. Pero es igualmente importante escoger los tipos de telas que sobrevivan a las arrugas de la maleta. Ni te atrevas a llevar nada de lino, a menos que planees planchar de inmediato, dice Profeta. Ciento por ciento algodón también es una mala idea. Escoje telas mezcladas con algodón y lana, las arrugas tienden a huir de ellas. Eso significa que las piezas menos arriesgadas son los suéteres ligeros, un traje cruzado de jersey y las faldas que sean un poco flexibles.

Otros accesorios transformadores. Los zapatos y las joyas no son tus únicas opciones cuando se trata de estirar tu vestuario de viaje. Empaca un cárdigan ligero —preferiblemente uno con poco brillo o puntilla con adorno de cuentas— y úsalo para cambiar la imagen de una camiseta negra sencilla y entallada, aconseja Causieestko. «Un gran sombrero o chaqueta de tweed tendrán el mismo efecto».

Otra maleta. Porque pareciera que siempre regresamos a casa con más cosas que cuando llegamos, mete una maleta desplegable en tu valija para que así puedas llevarte sin problema las cosas nuevas que encontraste.

Viajeras hermosas

Algunos de los mejores momentos en los viajes de las Miss Universo.

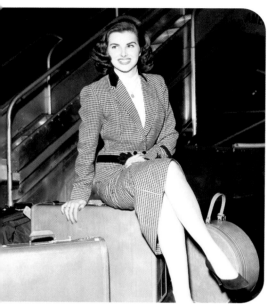

Christiane Martel, Francia, Miss Universo 1953

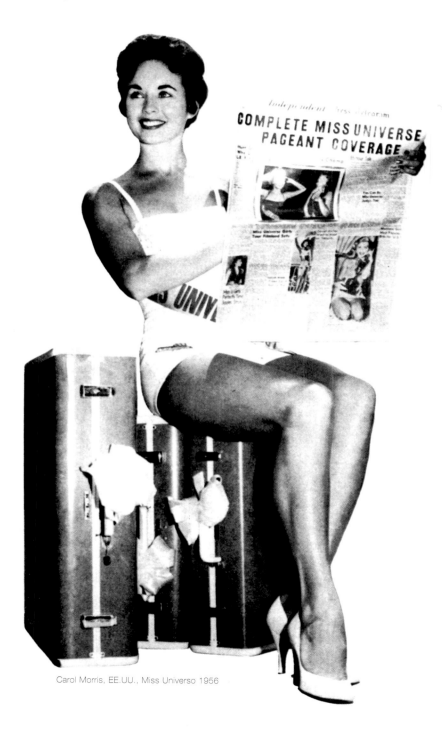

Carol Morris, EE.UU., Miss Universo 1956

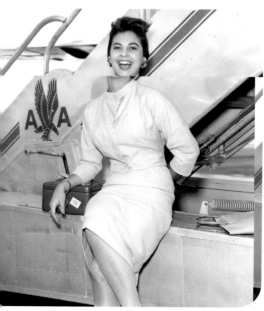

Luz Marina Zuluaga, Colombia, Miss Universo 1958

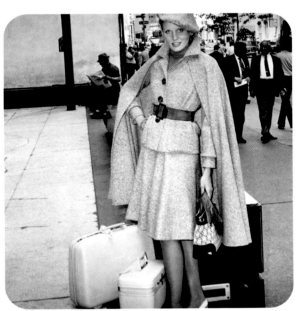

Karen Morrison, Miss EE.UU. 1974

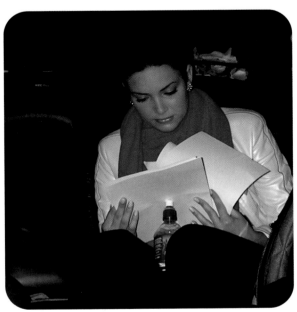

Denise M. Quiñones August, Puerto Rico, Miss Universo 2001

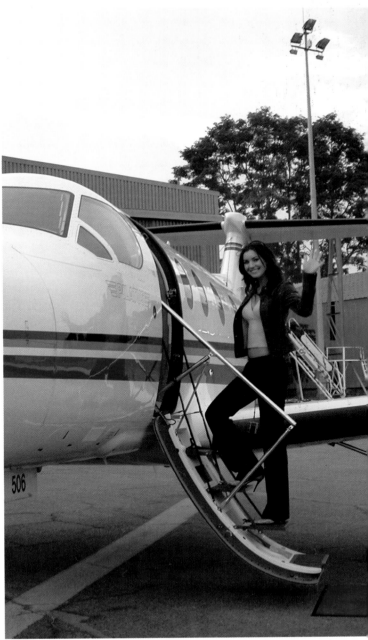

Natalie Glebova, Canadá, Miss Universo 2005

el gimnasio portátil

Sólo porque estés de vacaciones, no significa que tu rutina de ejercicios tenga que detenerse. Para contrarrestar las horas que pasa rígida durante el vuelo, Brook Lee utiliza el aeropuerto como gimnasio. «Nunca uso las escaleras eléctricas y siempre tomo las fijas», señala. «Tal vez no parezca mucho, pero el movimiento realmente se acumula cuando tienes que correr del terminal de United al de Southwest». Además, recuerda que la mayoría de los hoteles tienen cuartos de ejercicios y una piscina. Muy a menudo estos se encuentran completamente vacíos, pero si eres como Natalie Glebova, tal vez prefieras hacer tus ejercicios en la comodidad de tu habitación de hotel. Les pedimos a los entrenadores de los Miss Universo, Robert Sidbury y Clayton James (del Club Deportivo Reebok, en Nueva York) que nos dieran unos movimientos básicos de resistencia, que se pueden hacer en cualquier parte.

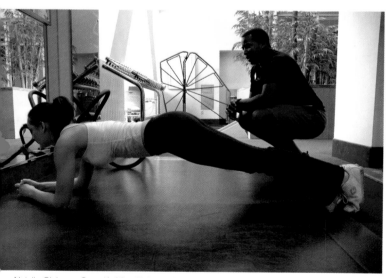

Natalie Glebova, Canadá, Miss Universo 2005

La tabla: Trabaja los grupos de músculos principales tanto como los estabilizadores de los hombros y los glúteos.

1. Acuéstate boca abajo en el suelo.

2. Levanta tu cuerpo del suelo, mientras mantienes tus antebrazos en el suelo y tus brazos perpendiculares al piso para que tus codos formen un ángulo de noventa grados.

3. Levántate usando la punta de los dedos de tus pies, de modo que tu cuerpo parezca una tabla flotando sobre el suelo.

4. Adopta esa posición por veinte segundos, incrementando el tiempo hasta llegar a un minuto completo.

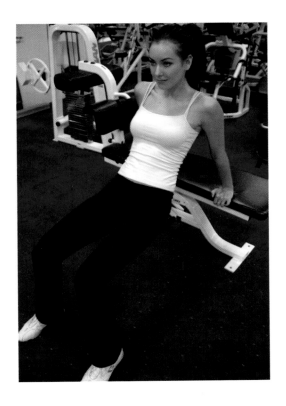

El banco: Trabaja los tríceps.

1. Pon las palmas de tus manos al borde de un sillón fuerte o de una cama.

2. Extiende tus piernas hacia delante con tus pies planos en el suelo y tus rodillas ligeramente dobladas (para un ejercicio más desafiante, continúa con tus piernas derechas), y tu espalda recta y cerca de la silla o la cama durante el movimiento.

3. Dobla tus brazos con los codos hacia atrás. *Lentamente* baja tu cuerpo hasta que los hombros estén a noventá grados con tus codos, y regresa a la posición original.

4. Haz dos o tres series de doce repeticiones cada una.

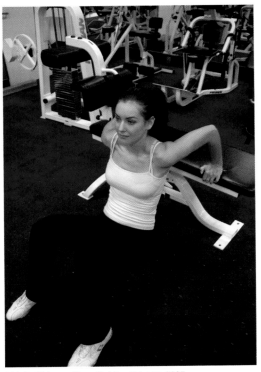

Natalie Glebova, Canadá, Miss Universo 2005

verdad universal 👑

Como complemento a los movimientos expuestos en estas páginas, trabaja la parte inferior de tu cuerpo haciendo flexión profunda de piernas hacia abajo y hacia el frente. Y debido a que los ejercicios cardiovasculares son tan importantes como los de resistencia, mete en tu maleta una soga para saltar y trata de saltar un minuto por vez (¡es más difícil de lo que te imaginas!) O simplemente separa un tiempo diariamente para correr o trotar por el vecindario alrededor del hotel.

artículos indispensables

La lista de las cosas que se deben tener para viajar es tan individual como el viaje que estás haciendo. Algunas personas sólo necesitan un par de jeans, una mochila y una camiseta extra. Otras (como la aspirante promedio al título de Miss Universo) prácticamente necesitan un camión de mudanzas para llevar todos sus vestuarios y sus trajes de noche. Pero aquí tenemos un resumen de las pequeñas cosas que seguramente olvidarás cuando estés corriendo al aeropuerto. ¡*Bon voyage!*

Las horquillas. Empaca unas cuantas horquillas que sean del mismo color de tu cabello para arreglártelo de una manera invisible.

Ligas para el cabello. Mete un montón de ellas para las colas de caballo en el bolsillo de tu maleta de mano y cerciórate de que sean de un tono parecido al color de tu cabello. Ponte el pelo hacia atrás, en una cola de caballo; es la manera más rápida y fácil de verse pulida y refinada.

Toallitas húmedas. El agua y el jabón no siempre están a tu disposición. Limpiarse con una toallita húmeda es lo más cercano a enjabonarse.

Elementos personales. Tal vez tu periodo no te venga hasta en unas cuantas semanas, pero el viaje tiende a sacudir hasta los calendarios más predecibles, así que prepárate.

Caja de píldoras. Además de tus medicinas recetadas (y recuerda llevar copias de las prescripciones contigo), lleva un pequeño suministro de analgésicos, antiácidos y algo para las alergias como el *Benadryl*.

Costurero. Aunque no cosas, cualquiera puede zurcir un ruedo o pegar un botón. Y cerciórate de que el costurero incluya imperdibles, que de pronto vienen muy bien cuando la hebilla de tu único par de zapatos se rompe.

Pañuelos de papel (Kleenex). Compra muchos paquetes pequeños y llévalos a todos lados. En algunos servicios públicos, el papel higiénico es prácticamente un lujo.

verdad universal

¿Quieres hacer que tu maleta sea un poco más compacta? Podrías empezar con tu estilizador de cabello favorito. Muchos de los hoteles se complacen en prestarle un secador de cabello a cualquier huésped que lo necesite, tal vez no sea de la calidad del de un salón de belleza, pero ayuda. O simplemente déjate secar el cabello al aire libre cuando viajes, usando este truco: lava o acondiciona tu cabello a la hora de dormir, sécalo y luego ponle un poco de loción estilizadora. Hazte tres o cuatro trenzas y vete a dormir. Te levantarás en la mañana con el cabello suave y ondulado.

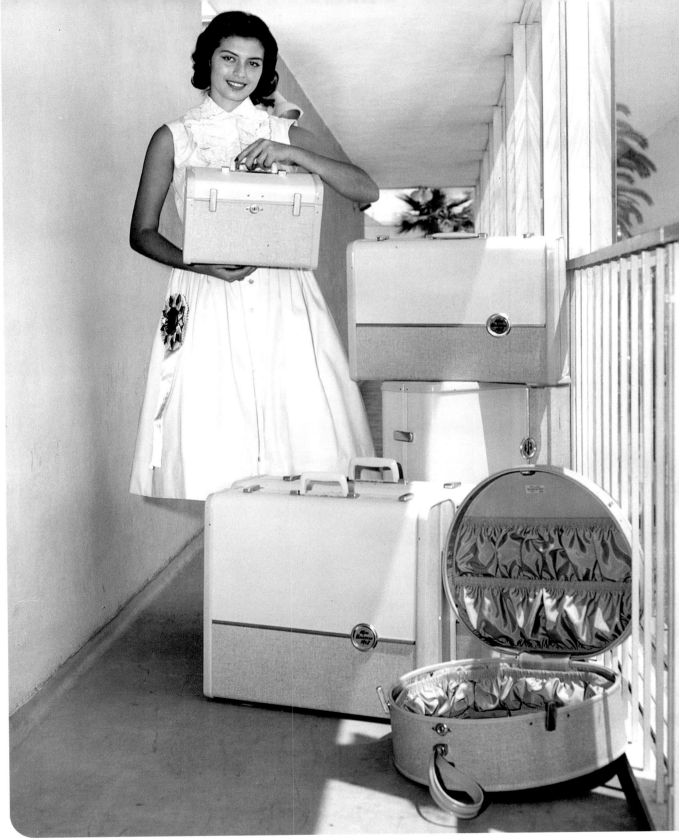

Gladys Zender, Perú, Miss Universo 1957

cómo lidiar con una crisis de belleza durante el viaje

A todo el mundo le pasa, incluyendo a Miss Universo. Estás atascada en un territorio desconocido, cuando te sorprende una emergencia de belleza. ¿Qué hacer? Si eres Natalie Glebova, usas cualquier recurso disponible. Cuando pasó uno de esos días en que el cabello no responde en Bangkok —donde es superhúmedo—, durante las tres semanas de competencias previas al concurso Miss Universo, ella tuvo la suerte de contar con unas ligas y unos pañuelos en su maleta. Y ¡voilá! De repente, ese cabello rebelde, se convirtió en un peinado magnífico. A continuación, otras crisis comunes que ocurren en los viajes y cómo enfrentarlas.

¡Uy! Una mancha

Las manchas vienen en todo tipo, tamaños y formas. Pero una cosa tienen en común: mientras más pronto que te las puedas quitar, mejor.

Sécala. Si estás lidiando con líquido, busca una toalla limpia. Muchos estilistas —en casos de emergencia— usan una toallita húmeda para niños y presionan firmemente el área para remover el exceso. No lo restriegues porque harás que la mancha se fije más. Si derramaste en tu ropa algo que no es líquido, empieza por raspar lo que puedas con un cuchillo para mantequilla.

Enfríalo. Si te puedes quitar el vestido manchado, ponlo debajo del grifo y échale bastante agua fría (las temperaturas calientes hacen que las manchas se fijen). Si esto no es posible, sumerje una toalla en una vasija llena de agua helada para que se empape y presiónala contra la mancha.

Aplica un pretratamiento. Si llevaste uno de los detergentes en barra para quitar manchas, aplícaselo a la misma. Si no, trata de llevarlo a la tintorería durante las próximas veinticuatro horas.

Sé precavida. ¿No puedes llevarlo a la tintorería hasta después de una semana? Todavía hay esperanza para salvar el artículo. Cerciórate de no plancharlo antes de que hayas tenido la oportunidad de remover la mancha, recuerda que el calor la fija. Y cuando al fin puedas lavarlo, primero aplica un pretratamiento sobre la mancha para aumentar las posibilidades de que desaparezca por completo.

ay, luces cansada

Si el cambio de horario te ha dejado sintiéndote como una zombi y viéndote aún peor, es tiempo de revivir tu rostro.

Deleita a tus ojitos. Quita el rojo del ojo con unas cuantas gotas de Visine. Al quitarte lo rojo, tienes la mitad de la batalla ganada.

Delinéate los ojos. Aplícate un delineador beige o marrón en el borde interior de los ojos para avivarlos.

Elimina los rosados. Las sombras de ojo color rosado harán que se destaque lo rojo que tengas dentro o alrededor del ojo. Usa colores neutros como el beige o el gris pálido.

Sé amiga del rizo. Rizar tus pestañas hará que tus ojos se vean más despiertos instantáneamente.

Consigue un brillo. No importa cuánta prisa tengas o cuán cansada estés en la mañana, no olvides el rubor. El agotamiento tiende a hacer que la tez se vea pálida, así que un toque de rosado en tus mejillas puede hacer toda la diferencia.

no te cayó bien la cena de anoche

Y qué, esto no es exactamente un dilema de belleza…, ¡a menos que la indigestión se te vea a leguas en la cara! He aquí cómo lidiar con un estómago revuelto, las náuseas y otras cosas que no se pueden mencionar.

Para de comer. Quizás no quieras comer de todos modos. Apártate de las comidas sólidas, al menos por cuatro horas, para darle tiempo a que tu estómago se estabilice.

Tómate una medicina. Mientras esperas que tus intestinos se calmen, toma un antiácido como el Pepto Bismol.

Empieza con los líquidos. Si tienes vómitos o diarrea, aléjate de los alimentos sólidos por un día. Pero conserva tu cuerpo hidratado con muchos líquidos claros. Bebe agua, *ginger ale*, caldo o té diluido, pero evita cualquier cosa que contenga leche, la cual podría afectar más tu estómago.

Trata de comer sólido. Si al segundo día todavía te sientes mal, continúa alejada de cualquier cosa que tenga grasa o leche. Escoje pan tostado, arroz, bananas y frutas enlatadas. Al tercer día, puedes comer carnes sin grasa, huevos hervidos y papas.

Busca ayuda. ¿Aún no ves mejoría en el cuarto día? Busca una clínica local para que un doctor te examine.

Sé precavida. La próxima vez que estés fuera, acuérdate de algunas cosas básicas: si hay advertencias acerca de comer frutas sin lavar o de beber el agua local, presta atención. Aunque esto signifique lavarse los dientes con agua embotellada y evitar los refrescos con hielo.

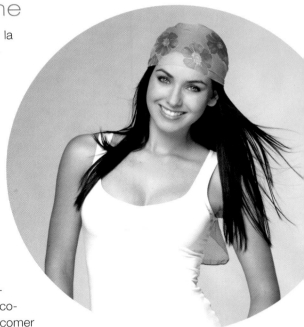

Natalie Glebova
Canadá, Miss Universo 2005

tampoco las bebidas exóticas

Durante sus viajes Miss Universo es la invitada de honor en muchos eventos diplomáticos. Desafortunadamente en algunos países eso significa que muchos brindis son ofrecidos en su honor. Y cuando te pasas de tragos, ninguna cantidad de maquillaje o producto para el cabello puede cambiar eso. Pero la ayuda viene en camino.

Tómate otro trago. Y no estamos hablando de licor. Trágate un vaso lleno de agua apenas te despiertes. El alcohol es severamente deshidratante y ese terrible dolor de cabeza se debe a que tu cuerpo te está rogando agua.

Tómate una pastilla. Quítate el dolor de cabeza en un santiamén tomándote un par de aspirinas u otros analgésicos a primeras horas. Los analgésicos que contienen cafeína pueden que sean mejores, pero sólo recuerda que el estimulante te puede deshidratar más, así que sigue tomando agua.

Come bien. Los antojos que estimulan la resaca tienden a ser uno de dos: o quieres un emparedado bien grasoso con huevo o no quieres absolutamente nada. Hay más probabilidades de que caigas en el medio. Come un desayuno rico en vitaminas, especialmente la vitamina C, la cual tu cuerpo pierde durante una noche de bebedera. Una ensalada de frutas con una taza de avena es ideal.

Acuéstate y duerme. Parece que es una pérdida de tiempo pasarse todo el día en la cama, pero unas horas extras de sueño ayudarán a tu cuerpo a restaurarse para la noche. Sólo trata de tomarlo con calma esta vez, ¿está bien?

belleza juvenil

Allie LaForce, Miss Teen EE.UU. 2005

Cuando Allie LaForce ganó la corona de Miss Teen Estados Unidos en agosto de 2005, entró en el mundo de la televisión, las celebridades, las ropas fabulosas y todos los cosméticos de CoverGirl que quisiera tener. ¿Se convirtió la estudiante de secundaria de Vermillion, Ohio, en una joven diva de exclusivos trajes de la noche a la mañana? ¡Ni lo sueñes!

Allie siempre se ha sentido más cómoda en una cancha de básquetbol y en un campo de béisbol. Y cuando no está jugando, está animando a los jugadores. «Me fascina ver juegos de fútbol», dijo efusivamente. «Mi familia siempre tiene entradas de la temporada de los Browns». Pero sólo porque esta deportista disfrute de unas buenas refriegas, no significa que no le agrade ser una chica. «No entiendo por qué la gente piensa que una no puede ser dama y practicar deportes al mismo tiempo», afirma Allie, que considera a la hermosa estrella del WNBA [Asociación Nacional Femenina de Básquetbol], Lisa Leslie, como una de sus ídolos.

El enfoque que tiene Allie acerca de la belleza es siempre discreto y de fácil mantenimiento, aun cuando se la pasa en los eventos especiales de las celebridades. «Soy muy natural», afirma. «Casi no uso maquillaje. Sólo rímel y brillo de labios, los cuales llevo puestos casi las veinticuatro horas, siete días a la semana». Su brillo para labios favorito: *CoverGirl Wetslicks Peaches and Gleam*, el cual describe como un color «rosadito escarchado; no es muy pegajoso ni muy grueso, para que no se le pegue a mi cabello». Sin embargo, en cuanto a su hermosa cabellera rubia, Allie admite que el mantenimiento no es demasiado fácil. «Tengo muchísimo cabello y me toma unos veinticinco minutos para secarlo», declara. ¡Suena como si fuera otro deporte!

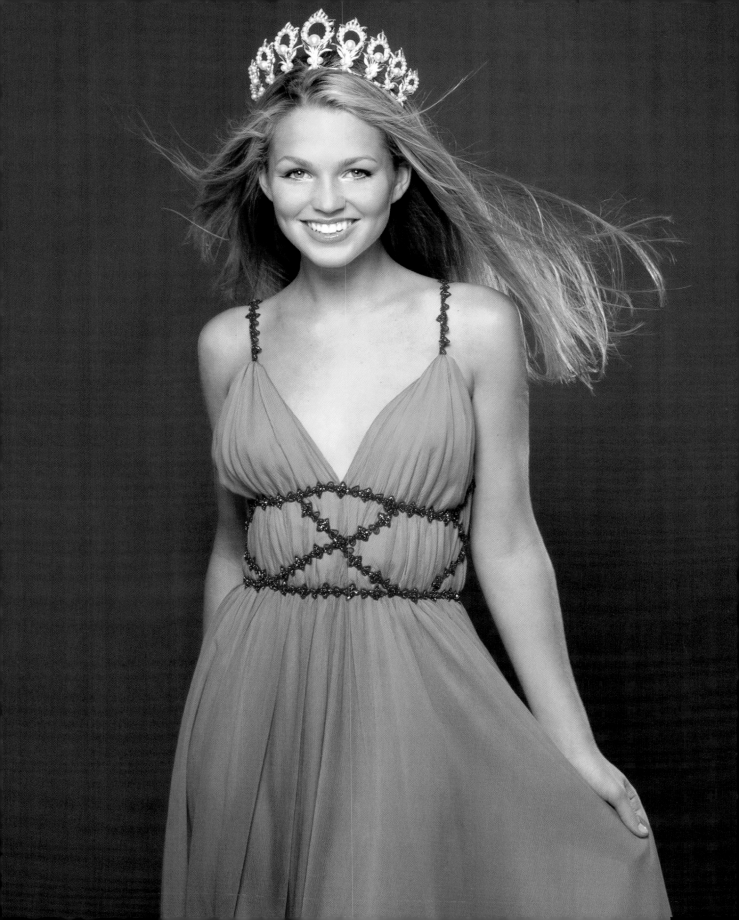

tiempo para la cara

Aparte de la corona de Mikimoto de $12,000 que tiene guardada en su casa, Shelley Hennig (Miss Teen Estados Unidos 2004) no es muy diferente de las otras estudiantes de secundaria normales. Toma clases de tap (zapateo americano), hace vídeos locos con sus amigas y, de vez en cuando, le sale una espinilla. «No me salen muchas, pero cuando me sale una, me pone mal».

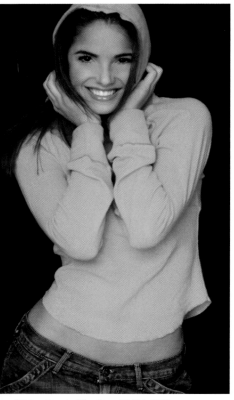

Shelley Hennig, Miss Teen EE.UU. 2004

acné: ¿Cuál es el problema?

Parece que fue ayer cuando apenas sabías el significado de la palabra espinilla. Ahora te buscas una cada vez que pasas frente a un espejo. Como cualquier joven graduada de secundaria puede confirmar, aun las mejores y más tersas pieles pueden volverse iracundas y rebeldes, casi siempre ¡en los peores momentos! Pero no lo tomes a mal. Cuando las espinillas salen debes saber que es la manera en que tu cuerpo te indica que estás atravesando por grandes cambios. Antes de enfadarte, tienes que informarte.

Las hormonas empiezan a saltar. La pubertad trae consigo más que la menstruación y unas curvas femeninas. También estimula una producción de hormonas llamadas andrógenas, las cuales hacen que tus glándulas sebáceas (o los poros) trabajen excesivamente. Es por eso que casi todas las adolescentes tienen la piel grasosa. Las glándulas sebáceas más activas son las que están alrededor de tu frente, nariz y barbilla (la zona T), así que los poros parecen ser más grandes en esas áreas y el cutis se puede volver grasoso minutos después de haberte lavado la cara. No te preocupes; cuando tu cuerpo se estabilice, la producción de grasa también lo hará.

Tu piel empieza a mudar. Por este tiempo, las células de la piel que están dentro de tus poros empiezan a moverse más rápido que nunca y se mezclan con el aumento en la cantidad de grasa que el organismo está produciendo. Juntas, las células y la grasa forman una sustancia pegajosa que puede cerrar los poros con mucha facilidad causando, sí, ¿lo adivinas?, barritos y espinillas.

Los barros te enojan. Todas tenemos bacterias creciendo en nuestra piel. Pero algunas veces se sienten tan cómodas dentro de un poro cerrado, que empiezan a multiplicarse como locas. Esa es la manera en que una espinilla pequeñita se transforma en una monstruosidad.

verdad universal

Para Shelley Hennig, el gel *Clean & Clear* para el acné, mantiene alejadas a muchas de sus espinillas. Pero recuerda haberse levantado una mañana, varias horas antes del concurso de belleza de Miss Teen Estados Unidos, en Palm Springs, y haber recibido una sorpresa inesperada: «Tenía una espinilla enorme en mi frente», indica. «Fui directo a la dermatóloga, ella le inyectó algo y desapareció». El dermatólogo es la única persona que tiene permiso para tocar y pinchar tus granos. Usando un equipo esterilizado, un doctor puede curarte tus espinillas con una inyección de esteroides especiales, la cual usualmente hace que estas desaparezcan en un día o dos. Este tratamiento es especialmente bueno para las espinillas que parecen quistes, los cuales pueden tomar semanas para desaparecer y muchas veces dejan cicatrices.

¡no te asustes!

Sabemos que es difícil no estresarse cuando esa espinilla en tu barbilla se siente como si fuera más grande que el Monte Everest. Pero preocuparse por los barritos puede hacerlos empeorar. Para ayudarte, ¡hay un montón de productos súper-poderosos que combaten las espinillas!

qué hacer

Empieza en la farmacia.
Si sólo te sale una que otra espinilla, los remedios sin receta podrían ayudarte. Después de lavarte la cara con una crema limpiadora ligera, usa un astringente suave sin alcohol, con ácido salicílico (el cual descompone las células muertas que están dentro de los poros), y luego úntate un tratamiento que contenga peróxido de benzol (el cual ataca la bacteria y seca la grasa).

Aumenta la potencia de tus cremas.
Para un acné rebelde, deberías ver a un dermatólogo que te pueda ayudar a diseñar un plan de ataque mejor. Cheryl Thellman-Karcher, que les ha hecho tratamientos a las Miss Teen Estados Unidos por años, casi siempre empieza con sus pacientes más jovencitas con una fórmula de peróxido de benzol muy concentrado, junto con otras cremas diseñadas para destruir la bacteria antes que pueda invadir los poros. Si estas no funcionan, los productos tópicos que contienen retinoides, usualmente sí funcionan. Los retinoides ayudan a combatir la inflamación y los poros abiertos; lo que esto significa es que ayudan a calmar las espinillas que tienes ahora, mientras previene que irrumpan otras.

Combátelas de adentro hacia fuera.
¿Aún no ves resultados? Tu dermatólogo te prescribe pastillas antibióticas para las bacterias que las lociones no pueden matar. Algunos doctores también recetan pastillas anticonceptivas a las adolescentes para controlar esas hormonas alocadas. Y en casos extremos, tu dermatólogo puede sugerirte un medicamento llamado *Accutane*, el cual reduce dramáticamente la producción de grasa encogiendo las glándulas sebáceas. El *Accutane* tiene efectos secundarios muy serios; es muy importante que hables acerca de todos ellos con tu médico.

Lo que no se debe hacer

No entres en pánico.
Otra vez, el estrés empeora el acné. Primero que todo, algunos expertos creen que este hace que la producción de grasa aumente. Segundo, mientras más te preocupes, más propensa estás a tocarte el rostro debido a los nervios. Y esto nos lleva a...

No te rasques.
Sabemos que el grano está desesperado porque lo revientes, pero resiste la tentación. Intentar operar un barrito puede conducir a que tengas una cicatriz permanente o una infección (porque quién sabe que es lo que tienes debajo de tus uñas). Y mientras más duro aprietes, más te arriesgas a que lo que tienes dentro del grano se interne más profundo bajo tu piel.

No ingieras sobredosis.
Si quieres que tu barrito se vaya rapidito, es muy tentador comprar todas las lociones para el acné y todas las cremas limpiadoras que tenga la farmacia. No es una buena idea, dice Thellman-Karcher. Muchos de esos productos son muy fuertes, así que si empleas más de uno o dos al mismo tiempo, hasta a una piel grasosa la puede enrojecer, irritar y hacer que el proceso de aclararse sea más lento. Si no sabes exactamente cuánto puede aguantar tu rostro, consulta a un dermatólogo. Y olvídate de las cremas limpiadoras granuladas, te hacen sentir más limpia, pero las partículas ásperas que tienen muchas de ellas pueden abrirte los granos, causando más infección y posiblemente hasta cicatrices.

No pruebes cualquier tratamiento que encuentres.
Existen miles de los llamados remedios naturales por ahí. El problema es que no hay ninguna prueba de que funcionen y muchos de ellos (especialmente los aceites esenciales) pueden hacer que tu acné empeore. ¡Aléjate de ellos!

Ponte a dieta.
Todas hemos oído que el chocolate y los alimentos fritos hacen que el acné empeore. Pero otra vez, nadie ha comprobado esa conexión. Claro, si notas que cada vez que te comes una barra de chocolate *Hershey* te sale una espinilla, sería sabio comer menos chocolate y ver qué ocurre con las espinillas.

No uses productos grasosos para el cabello.
Si tus espinillas se concentran alrededor de la raíz de tu cabello o en tu frente, tus productos estilizadores podrían ser los culpables. Si tienes flequillos o el cabello tan largo que te cae en tu rostro, tus sueros y lociones aceitosos pueden moverse en tu piel, obstruyendo los poros. Considera también tus hábitos al acostarte. Si te duermes con una mejilla en la funda que está saturada de los residuos del producto que usaste en tu cabello, puedes estar introduciendo eso en tu piel. Trata de atarte el cabello antes de irte a dormir y lavar tus fundas a menudo.

tres pasos sencillos para una piel increíblemente fabulosa

Claro que una de las mejores formas de combatir las espinillas es prevenir que salgan. Y esto empieza con un buen cuidado de la piel. Shelley Hennig nunca, jamás, se acuesta con maquillaje. «Siempre me lavo la cara en las mañanas y en las noches», dice. Debido a que su piel tiende a ser seca, Shelley es muy diligente untándose crema humectante en su rostro y en su cuello antes de dormir. Seguro, puede que sea una lata y que requiera mucho esfuerzo tener que hacer esa rutina de belleza cada mañana y cada noche, pero la buena noticia es que a esta edad no hay necesidad de preocuparse por un régimen complejo de cremas y pociones. Sólo se limpia, se protege y, querida, ¡lucirá como una joya de un millón de dólares!

Lávate. Para la mayoría de las adolescentes, la mejor crema limpiadora es ligera, suave y sin aceite. A menos que tu piel sea muy seca (lo cual es poco probable), evita las fórmulas cremosas y escoje una que sea transparente o espumosa. Y aun si tienes acné, usualmente es buena idea evitar los limpiadores medicados, los cuales pueden quitarte los aceites esenciales que tu piel necesita para mantenerse sana. Lavarse con agua muy caliente, también elimina esos aceites buenos. Así que empieza enjuagándote con agua tibia, luego masajea la crema limpiadora en tu rostro con pequeños movimientos circulares con las puntas de los dedos (no uses una toallita, ya que es muy áspera y puede albergar la bacteria que causa las espinillas). Enjuágate otra vez con agua tibia, salpicándote agua en la cara hasta que ya no se sienta escurridiza ni resbalosa.

Usa humectante. Contrario a lo que todo el mundo cree, la crema humectante no previene las arrugas, así que úsala sólo donde realmente lo necesites. Después de secarte la cara suavemente con palmaditas, aplícate una pequeña cantidad de loción sin aceite sobre las áreas secas y ásperas. Si estas aún se sienten resecas y escamosas, ponte un poquito más o trata de cambiar a un humectante ligeramente enriquecido.

Protéjete. ¿Realmente quieres prevenir las arrugas? El filtro solar es verdaderamente la mejor crema que existe para ello. Al usar un factor de protección número 15 o más, cada vez que salgas (aunque sólo estés sentada en el carro o caminando a la escuela) te ayudará a protegerte de los rayos ultravioleta del sol, que son los que causan las arrugas, la flacidez, el cáncer de la piel y otras cosas no muy divertidas, en unos cuantos años. Empieza hoy a usar el filtro solar con determinación y serás una dama fabulosa en el futuro.

verdad universal 👑

La mayoría de las cremas para el acné son mejores si se usan por las noches porque pueden hacer que tu piel sea más sensible al sol, y porque algunas cremas son menos eficaces cuando son expuestas a la luz. Si estás empleando una crema humectante junto con un producto para el acné, colócate el producto medicinal primero, espera diez minutos y luego agrega una capa ligera de humectante. Si tu doctor te dijo que emplearas la crema para el acné en la mañana, úsala debajo del filtro solar.

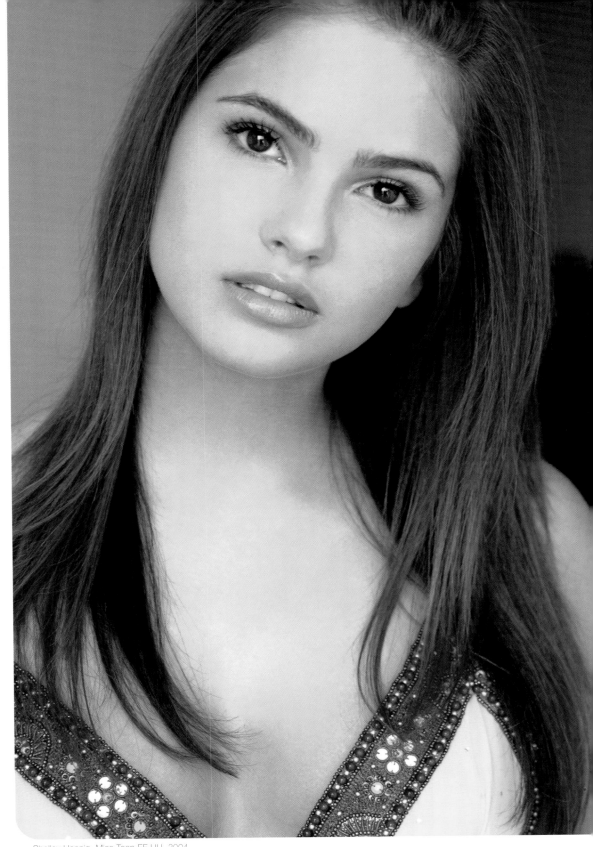

Shelley Hennig, Miss Teen EE.UU. 2004

loca por el maquillaje

Lidiar con la escuela, los padres y los problemas de las citas, es suficientemente pesado para que tu maquillaje sea otro peso más. La base, la sombra de ojos y el rímel se ven mejor cuando casi no se puede notar que los usas. «A mí siempre me han gustado los estilos más naturales y divertidos para las adolescentes», afirma Linda Rondinella-Osgood, que se ha encargado de coordinar los peinados y maquillajes de las Miss Teen Estados Unidos desde 1995. «Algunas veces las chicas terminan ocultando su belleza natural, y eso es muy triste».

tu piel, sólo lo mejor

Lo primero, primero: si eres uno de esos pájaros extraños que casi no han tenido espinillas en su vida, puedes dejar de leer esto ahora mismo. En estos momentos tu piel está mejor que nunca y sería un crimen no lucirla. En estos días, la forma más genial de usar la base, el polvo y el corrector, es ponérselos sólo sobre las manchas rojas o las espinillas, y no por toda la cara como una máscara. Pero si necesitas un poquito de ayuda, continúa leyendo.

Selecciona el color. Las cremas humectantes con color son una excelente opción para toda persona que tenga un buen cutis pero que se siente desnuda sin algo encima. Estas cremas de ensueño dan un colorcito y suavizan la tez sin tener que usar mucho. Y debido a que son supertransparentes, no tienes que preocuparte por si va —precisamente o no—, con el color de tu piel. Sólo intenta, lo más que puedas, obtener un color que sea parecido al de tu cutis.

Úntate un poco más, pero no mucho. Si decides usar una base de verdad, no busques en la cartera de cosméticos de tu mamá. El maquillaje para adultos es típicamente muy pesado y obstruye los poros de las adolescentes. Busca las fórmulas sin aceite y ligeramente líquidas que puedas agitar con facilidad en el frasco. Se verán más transparentes y más naturales; además, no te causarán acné.

Encuentra el que te quede perfecto. Otra razón para no usar el maquillaje de tu mamá: la base debería ser tan parecida a tu piel que prácticamente se derrita en tu cara, así que debes probarte las fórmulas en tu propia piel antes de comprarlas. Si estás en el mostrador de una tienda por departamentos que ofrece frascos de muestra, prueba tres tonos alrededor de tu quijada y ve cuál te queda mejor. Si no puedes abrir el frasco, al ponerlo cerca de tu barbilla te darás cuenta si tiene potencial.

Gánate unos créditos extra. ¿Por qué sólo cubrir la piel si la puedes mejorar? Muchas bases contienen medicamentos para ayudar a combatir las espinillas mientras las cubren. Otras tienen un poco de filtro solar, pero dado que por lo general no son suficiente para protegerte el rostro del sol, asegúrate de usar otro filtro solar debajo del maquillaje.

Usa el poder del polvo. El polvo viene de dos formas: suelto (el cual es fabuloso para fijar la base) y compacto (que viene en un estuche apropiado y puede ser un gran sustituto para la base). Ambas formas dejan el cutis con un acabado mate y pulido, y puede usarse específicamente en áreas brillosas. Recuerda que si te pones polvo en la cara, es mejor que uses rubor y sombra de ojos en polvo, ya que si empleas las fórmulas cremosas junto con el polvo, se convierten en pasta.

Conserva limpias las herramientas. Las brochas de maquillaje, las esponjas y, especialmente, tus propios dedos son elementos en los que se reproducen los gérmenes que causan las espinillas. Lava esas esponjas y brochas al menos una vez por semana con un jabón antibacterial y lávate siempre las manos antes de acercártelas al rostro.

verdad universal

Ten cuidado con los lápices de ojos muy oscuros y especialmente los delineadores líquidos. Ambos pueden hacer que los ojos se te vean superchiquitos y que tu rostro luzca como el de una mujer con malas vibraciones. Si quieres definir tus ojos, ponte un poquito de sombra de ojos color chocolate en las pestañas superiores e inferiores para un aspecto más suave.

entradas de color

Rondinella-Osgood planea el estilo de maquillaje para las Miss Teen Estados Unidos con el ojo puesto en lo que está de moda. Tal vez te pruebes un tono original de lápiz labial, una sombra de ojos fabulosa color plateado o un rubor atrevido color frambuesa en las mejillas. Una de las verdaderas alegrías de ser adolescente es que te puedes poner cualquier cosa, hasta cierto punto. A continuación, algunos secretos para que uses bien tu paleta de maquillaje, sin que parezcas un payaso.

Investiga un poco. Ciertos tipos de maquillaje entran y pasan de moda como la ropa (piensa nada más en esas fotos viejas en la que tu mamá emplea una sombra de ojos color azul escarchado). Rondinella-Osgood siempre incorpora lo que está a la moda cuando trabaja con las Miss Teen Estados Unidos. «Tal vez retrocedamos a los años sesenta, usemos un estilo natural, o lo que esté en onda hoy», declara. Puedes enterarte de lo último en maquillaje leyendo una de tus revistas de belleza favoritas o mirando detalladamente a la compañera de clases que tiene el estilo que admiras.

Haz que sea algo propio. Probarse maquillajes es una de las maneras más fáciles de crear tu propio estilo porque, aun cuando no te guste, te puedes lavar la cara y empezar otra vez. Cuando ya tengas una buena idea de lo que está de moda, juega ante el espejo de tu baño. Los mostradores de las tiendas por departamentos también son buenos lugares para experimentar.

Continúa brillando. El maquillaje metálico está haciendo furor ahora mismo y no parece que va a pasar de moda. Un poquito de sombra de ojos color dorado en los párpados o un toque de crema color plateado, para resaltar la parte superior de los pómulos, se ve sofisticado y divertido al mismo tiempo.

Mantenlo ligero. El truco para divertirse sin verse rara es: primero, selecciona colores transparentes. Un rubor brillante no parecería pintura de guerra si es una fórmula de gel ligera. En la boca, puedes usar un tono fucsia o hasta anaranjado, si escoges un brillo en vez de un lápiz labial intenso. Segundo, selecciona sólo un rasgo para realzar el rubor brillante, o el brillo de labios color fucsia, o la sombra de ojos, y mantén el resto del rostro casi sin nada.

fantasía diurna

Cuando se trate de tu imagen durante el día, recuerda las letras F, C, D: Fresca, coqueta y divertida. Un brillo de labios color rosa pálido, junto con un toque de rubor rosado sobre los pómulos de tus mejillas, te hará ver como si estuvieses sonrojada. Los ojos se ven más bonitos cuando los abres con una capa ligera de rímel y un poquito de sombra gris, color chocolate o berenjena oscuro por encima del borde de las pestañas.

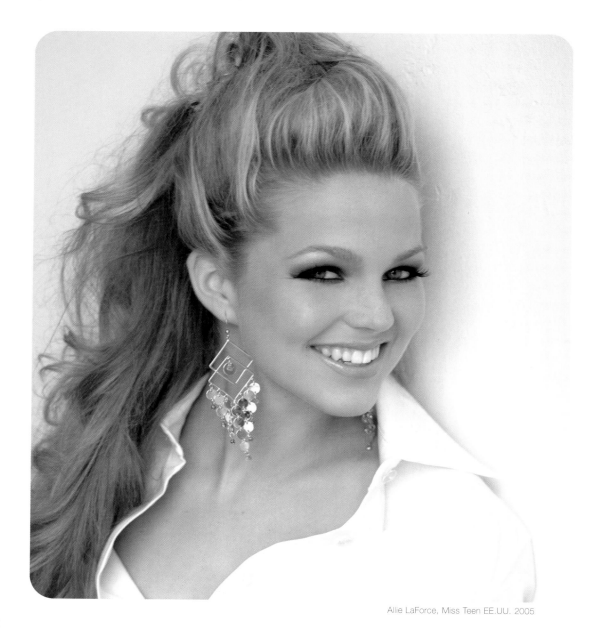

Allie LaForce, Miss Teen EE.UU. 2005

Para tener una imagen elegante, haz resaltar tus ojos con un poquito de plateado sobre los pár-pados y un contorno de gris oscuro en la esquina del ojo. Para la boca, prueba un lápiz labial rojo transparente con un poco de brillo dorado en el centro. Finalmente, ponte un poquito de rubor en los pómulos.

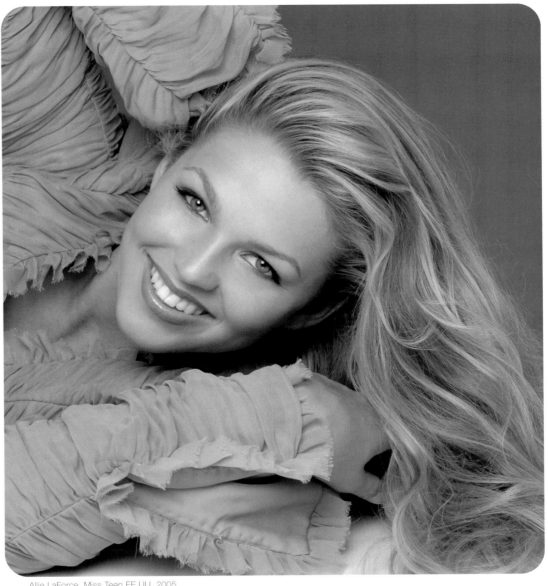

Allie LaForce, Miss Teen EE.UU. 2005

reinas adolescentes

Ruth Zakarian fue coronada como la primera Miss Teen Estados Unidos en 1983, demostrando que las jóvenes saben mucho acerca de belleza, estilo y sofisticación. Aquí tenemos una historia ilustrada de algunos de nuestros rostros favoritos.

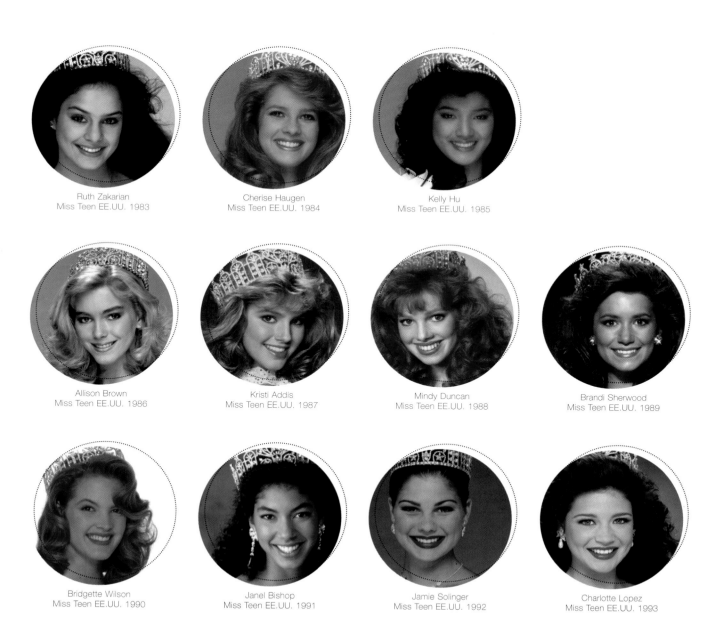

Ruth Zakarian
Miss Teen EE.UU. 1983

Cherise Haugen
Miss Teen EE.UU. 1984

Kelly Hu
Miss Teen EE.UU. 1985

Allison Brown
Miss Teen EE.UU. 1986

Kristi Addis
Miss Teen EE.UU. 1987

Mindy Duncan
Miss Teen EE.UU. 1988

Brandi Sherwood
Miss Teen EE.UU. 1989

Bridgette Wilson
Miss Teen EE.UU. 1990

Janel Bishop
Miss Teen EE.UU. 1991

Jamie Solinger
Miss Teen EE.UU. 1992

Charlotte Lopez
Miss Teen EE.UU. 1993

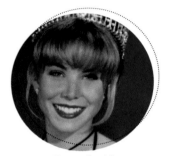

Shauna Gambill
Miss Teen EE.UU. 1994

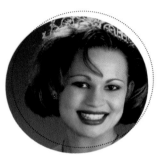

Keylee Sue Sanders
Miss Teen EE.UU. 1995

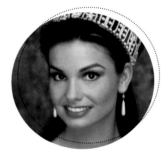

Christie Woods
Miss Teen EE.UU. 1996

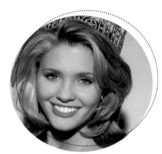

Shelly Moore
Miss Teen EE.UU. 1997

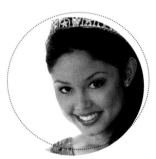

Vanessa Minnillo
Miss Teen EE.UU. 1998

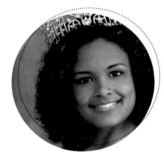

Ashley Coleman
Miss Teen EE.UU. 1999

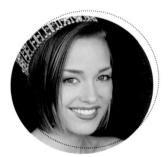

Jillian Parry
Miss Teen EE.UU. 2000

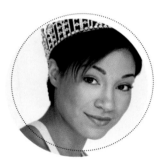

Marissa Whitley
Miss Teen EE.UU. 2001

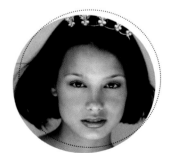

Vanessa Semrow
Miss Teen EE.UU. 2002

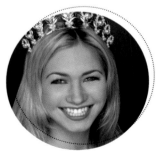

Tami Farrell
Miss Teen EE.UU. 2003

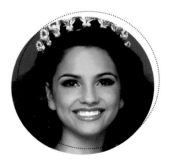

Shelley Hennig
Miss Teen EE.UU. 2004

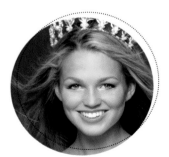

Allie LaForce
Miss Teen EE.UU. 2005

cabello fabuloso

El estilista de Nueva York, John Barrett, del salón de belleza que lleva su nombre, adora peinar a las Miss Teen Estados Unidos. Le encanta porque en la escuela secundaria es cuando el cabello está en su mejor temporada. Se debe a una cosa, que la producción de grasa aumenta en su cuerpo (el mismo aumento que trae consigo el acné) y hace que el cabello luzca más reluciente que nunca. Considera también que el cabello joven aún no ha pasado por tratamientos químicos (ni por el proceso de envejecimiento) como el de las mujeres adultas. «Con frecuencia he tenido clientas que traen a sus hijas y dicen: "Quiero que mi cabello se vea así, más sedoso, brillante y voluminoso"», afirma Barrett. Si no te gusta tu cabello como debería, empieza por lo siguiente:

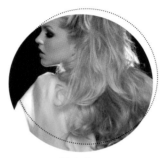

Allie LaForce
Miss Teen EE.UU. 2005

verdad universal

Miss Teen Estados Unidos 2004, Shelley Hennig, detesta tanto lidiar con su cabello, que a veces desea haber sido ¡calva! Afortunadamente, encontró una solución que le ahorra el diario trabajo de peinar su cabello. «Me acuesto a dormir con el cabello mojado», dice. Cuando llega la mañana, se despierta con ondulaciones suaves. Y le aumenta el brillo con un poco de suero *Biosilk* de *Farouk*, y luego les rocía voluminizador a las raíces. ¡Muy bien y rapidísimo!

Límpialo correctamente. Eso significa usar el champú y el acondicionador adecuados. Para el cabello grasoso, emplea un champú transparente y luego aplícate un acondicionador ligero (que salga fácilmente al voltear el frasco), evitando los centímetros de cabello que están más cerca de tu cuero cabelludo, y enjuágatelo bien. Para el cabello seco, voluminoso o crespo, usa un champú cremoso y luego péinatelo con un acondicionador espeso hasta que todas tus hebras estén cubiertas, especialmente las puntas.

Luego quítate el día de encima. «Las adolescentes no deberían lavarse el cabello más de dos veces a la semana», señala Barrett. Tranquila, no es tan malo como suena. Enjuágate el cabello como lo harías normalmente en la ducha, para remover el exceso de suciedad. Luego ponte tu acondicionador y enjuágatelo. El cabello se te va a ver más sedoso y menos crespo, al instante. Si lo tienes muy grasoso o muy finito, intenta lavártelo un día sí y uno no.

Invierte en buenos productos estilizadores. Sabemos que no tienes mucho dinero, pero si vas a gastarlo en algo para el cabello, es mejor escatimar en el champú y gastar un poco más en un producto estilizador que realmente haga que tu cabello se sienta y se vea formidable. Si usas una crema o espuma que no va bien con tu cabello, lo único que estarás haciendo es asegurándote de tener un día fatal.

Conoce la diferencia. Los geles y las espumas quedan mejor si tu cabello es muy grasoso, aunque las cremas combinan el humectante con un control ligero. Los sueros de silicona cubren las hebras con una sustancia resbaladiza parecida al plástico, dándole un brillo inmediato.

Debes ser un poco tacaña. Si piensas que tu cabello es naturalmente lacio y sin vida, tal vez estés sufriendo una sobredosis de productos estilizadores. Si te pones más de unas cuantas gotas del suero de silicona, puede tener un efecto contrario del que debería, dejándote una acumulación pesada en el cabello y sin brillo. En cuanto a otros productos, empieza con un poco de gel o crema del tamaño de una moneda de diez centavos, o una mano llena de espuma, distribúyela uniformemente en el cabello y añádele más si es necesario.

Reduce el nivel del calor. Las secadoras siempre han tenido múltiples posiciones de funcionamiento; y, ahora, las nuevas pinzas planas y tenazas también las tienen. «Las tenazas antiguas se ponían muy, muy calientes» afirma Barrett. «Y eso puede ser perjudicial para el cabello. Ahora, las mejores tienen control de temperatura. Ponla en una temperatura media y salvarás tu cabello».

No hace mucho tiempo atrás, teñirse el cabello de modo profesional era estrictamente para aquellos adultos que querían pagar mucho dinero por hacerse rayitos o necesitaban cubrir sus canas desesperadamente. Ya no más, comenta William Howe, el colorista del Miss Teen Estados Unidos. «Muchas de ellas se los tiñen», afirma. Y no sólo las concursantes. «Muchas jóvenes promedio vienen. A menudo sólo se hacen algunos rayitos para añadir iluminación a sus rostros». Sí, es cierto: un cambio sutil de color puede ser suficiente para transformar tu imagen total y no siempre tienes que pagar mucho para cosechar las recompensas.

Los rayitos hechos en el salón de belleza. No son nada baratos, pero pagarías mucho menos que alguien como tu mamá, que probablemente se tiñe la base y también se hace rayitos. Cuando eres joven, el cabello no tiene canas y está en buenas condiciones. Así que salva tu cabello y tu cartera, añadiéndote unos tres o cuatro rayitos bien puestos para darle un nuevo resplandor a tu piel.

Rayitos hechos en casa. Estos paquetes son muy buenos si tienes la mano firme y no te importa si los resultados no son perfectos. Es probable que las piezas para aclararte el cabello sean un poco más anchas que las profesionales y tal vez no vas a poder ponerlas exactamente donde las quieres. Pero es más fácil si le pides ayuda a una amiga.

Enjuagues caseros. El término *enjuague* usualmente se refiere a los paquetes que venden en las farmacias, en los que el color desaparece de unos cuantos días a unas cuantas semanas después que te los aplicas. Los enjuagues típicamente no tienen amoníaco ni peróxido. Es cierto, eso significa que no van a aclarar tu cabello, pero la buena noticia es que tampoco lo perjudican. Y el cabello de una adolescente es supervulnerable a los ingredientes fuertes. Es más, los enjuagues son un riesgo mínimo para que puedas sentirte libre para jugar con las partes sensibles del espectro.

Henna. *Henna* es un tinte natural que añade tonos dorados, rojos o color vino, al cabello. El resultado puede ser asombroso, si te sale bien el color. Pero usualmente es muy difícil saber con precisión de qué color va a quedar y si obtienes el color equivocado, puede que te tengas que quedar así porque los tintes de *henna* son muy difíciles de quitar, y ciertas fórmulas se tornan en colores raros cuando son expuestos al cloro y otros elementos. En pocas palabras: úsalo a tu propio riesgo.

Peróxido puro. Sólo porque las mujeres han estado aclarándose el cabello con peróxido de hidrógeno por años, no significa que esta sea una buena idea. «Apenas te lo aplicas, te abre la raíz del cabello y no tienes control de la acción aclaradora», advierte Howe. Si lo vas a hacer, él sugiere que hagas una mezcla de peróxido con un poquito de acondicionador, y te la pongas en secciones de cabello pequeñas para obtener rayitos caseros. El acondicionador diluirá el peróxido y ayudará a que el cabello no quede muy seco ni maltratado.

dos peinados elegantes y fáciles

Pocos peinados combinan la simplicidad y la sofisticación de las líneas elegantes, como la cola de caballo. Para asegurarte de que la tuya no te haga ver como si acabas de salir de una clase de gimnasia, empieza frotando un poco de crema estilizante entre las palmas de tus manos y póntela sobre tu cabello seco. Usa un cepillo (para que se vea liso) o tus manos (para que se vea más llenito) y puedas recogerte el cabello en una cola de caballo por debajo de la coronilla, y amárratelo con una banda elástica que no se enganche fácilmente. Toma una pequeña sección de la cola y tuércela alrededor de la banda elástica para que no se vea. Introduce la punta de la sección en la base de la cola de caballo. Usando ganchitos del mismo color de tu cabello, sujeta firmemente a tu cabeza cualquier pelo que se te haya salido. Para darle a tu cola de caballo una onda elegante, envuélvela alrededor de un rulo grande de velcro durante quince minutos.

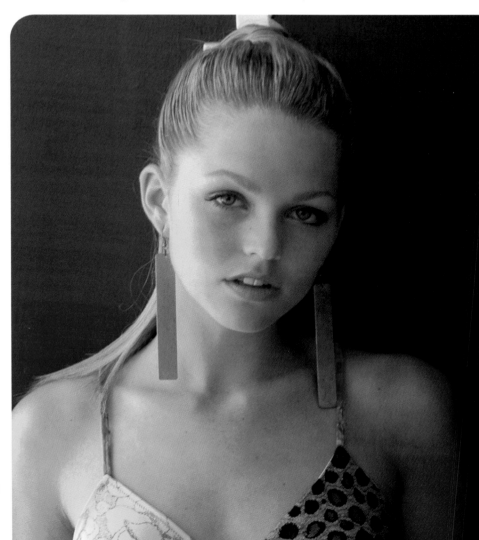

Allie LaForce, Miss Teen EE.UU. 2005

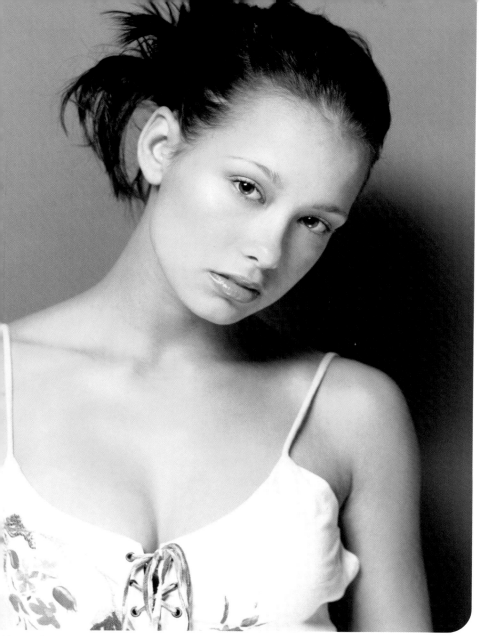

Vanessa Semrow, Miss Teen EE.UU. 2002

El moño desordenado de una bailarina es uno de los estilos favoritos de John Barrett, porque es un poquito alocado e ingenuo. No uses ningún producto estilizador y empieza torciéndote el cabello seco en un moño no muy apretado, tres centímetros debajo de la coronilla. Sujétalo con una banda elástica que no se te enganche fácilmente. Después, usando tus dedos o la punta de una peinilla, jala varias secciones pequeñitas del moño. Luego pon las palmas de tus manos arriba y en frente de tu cabeza y empieza a masajearte hasta que tu cabello se vea ligeramente despeinado alrededor de la cara.

estás a la moda

Cuando Shelley Hennig estaba creciendo, su estilo personal era mitad traviesa y mitad princesa. Unos días su accesorio favorito era una gorra de béisbol de *G.I. Joe*, con la visera hacia atrás. Otros, era una cartera de niñita. Desde ese entonces, su imagen fue evolucionando a un cruce entre estar pendiente de la moda y la pura diversión. Todos debemos tomar una idea del libro de Shelley, afirma la estilista de Miss Teen Estados Unidos, Billie Causieestko. «Cuando se es joven, se tiene bastante libertad de enseñar su estilo individual», cree ella. Y este es el momento cuando una tiene tiempo para ser un poco más hábil y creativa con la ropa. Sólo asegúrate de no exagerar porque de ser así, lo que sea que estés usando dejará de ser moda».

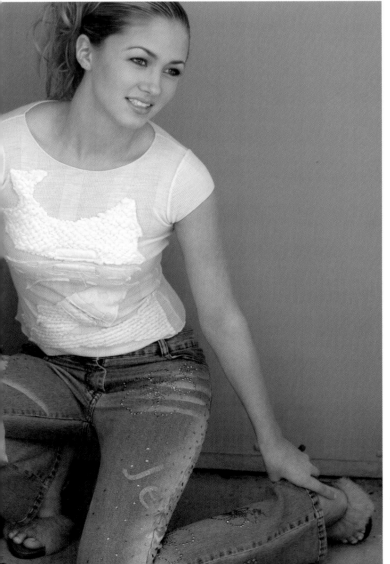

Aprovecha tus jeans. Las modas juveniles vienen y van como los romances de Hollywood, pero hay algo que permanece: «El jean no se va a ningún lado», dice Caussieestko. Invierte en un par que te fascine y seguro que lo vas a usar en la temporada siguiente.

Usa tu creatividad de diseñadora. Si te cansas de tus jeans u otras de tus pertenencias en seis meses, ¡cámbialos! «Ponles adornos de pedrerías a los jeans o faldas, ata algunos lazos a un lado de tu cartera, o ponle un broche divertido», indica Caussieestko. Qué manera más genial de usar tus cosas favoritas y crear una imagen totalmente distintiva.

Hazlo tú misma. Esa chaqueta que viste en el almacén de ropa usada, no es tan seria como parece. Cósele un parche de flores encima de los codos o añádele un broche a la solapa, ¡y todos querrán saber dónde compras tu ropa!

Tami Farrell, Miss Teen EE.UU. 2003

Ajústatelos. Realza tus piernas —y ponle un poco de chispa a tu imagen— usando un par de leotardos ajustados bajo una falda monocromática básica.

Usa el chocolate. La próxima vez que tengas que ir a un evento elegante, cámbialo por un vestido achocolatado. Sofisticada, aunque a la vez suave, y favorece mucho más al cutis juvenil.

lista de lo que no debes usar

Cuando eres joven puedes usar cualquier cosa, excepto...

Un escote profundo; es muy vulgar

Un traje o una falda que tienes que aguantar cuando te inclinas; muy corto

El pantimedias tradicional; muy a tu mamá

Cualquier cosa que no te gustaría usar cuando estás con tus padres; muy picante

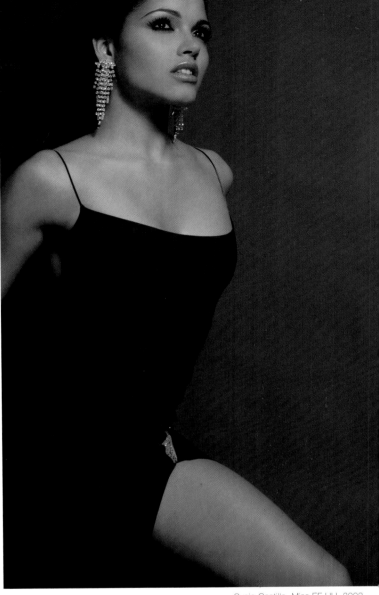

Susie Castillo, Miss EE.UU. 2003

verdad universal

¿Cómo ser creativa con tu vestuario sin decir «soy víctima de la moda»? Si vas a exhibir unos zapatos fabulosos o tus jeans adornados, deja que ellos sean el centro de atracción y que el resto de tu conjunto sea discreto.

artículos indispensables

Ya no eres una niña, así que si todavía estás usando las mismas cosas que cuando estabas en sexto grado, podemos sugerirte algunas ideas para ponerte al día:

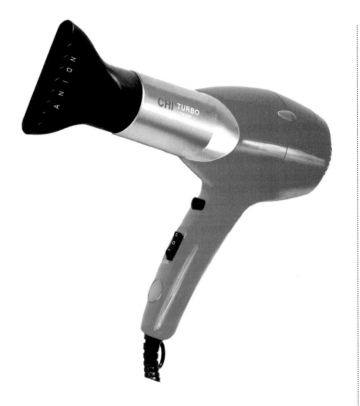

La secadora. Si todavía estás usando una minisecadora cada mañana, tal vez ya sea tiempo de que avances en esta vida. Busca una que tenga tres niveles de temperatura (alta, mediana y baja) y por lo menos 1,500 vatios.

El brillo de labios. Olvida el brillo de labios de frutas que has estado usando desde tercer grado y busca uno que sea duradero y que se deslice sobre tus labios sin que se sientan pegajosos ni pastosos.

Accesorios para el cabello. Ya deja esas bandas elásticas circulares y los ganchos que tienen forma de banana. Reemplaza esas reliquias del sexto grado con los estilos sofisticados de los broches en forma de caparazones de tortuga, unos cuantos pañuelos coloridos y un paquete de elásticos delgados para el cabello. *¡Trés chic!*

Zapatos. No es necesario gastar millones de dólares para tratar bien a tus piecitos. Pero cuando llegues a la escuela secundaria, esos zapatos viejísimos *Keds* ya no estarán en nada. Trata de tener al menos dos zapatos sin marca, unos de color oscuro para el invierno y unos más claros para el verano, que puedas usar para entrevistas de trabajo y otros eventos importantes.

El régimen para el cutis. Es tiempo ya de parar de usar ese jabón Ivory para lavarte la cara en la ducha. Invierte en una crema limpiadora ligera, un humectante sin grasa, y un filtro solar con un factor de protección 15, y empieza a usarlos pronto.

cómo ser preciosa sin gastar mucho

Uno de los mejores beneficios de ganar el concurso de Miss Teen Estados Unidos es que te inundan de cosas gratis, de zapatos a vestidos, a bolsas llenas de lápices labiales. ¿Significa esto que el resto de nosotras tenemos que vaciar nuestras alcancías para vernos bien? ¡Claro que no!

Compra por temporada.
Resiste la tentación de llenar tu armario cuando lleguen las cosas nuevas a los almacenes. Al contrario, proponte comprar la mayoría de tu ropa de verano en julio y la de invierno en noviembre. Encontrarás rebajas en abundancia.

Sé un conejillo de indias.
Para un corte de cabello en un salón de belleza fino, sin tener que pagar tanto, haz una cita para una de las noches de entrenamiento. Pagarás sólo un poquito y algunas veces nada para que una estilista aprendiz te corte el cabello, usualmente con una de las supervisoras junto a ti para protegerte de errores.

Compra maquillaje durante el tiempo de ofertas.
Si quieres darte gusto y comprar maquillaje en los almacenes por departamento, espera al menos hasta que estén obsequiando esas bolsitas con regalitos. La mayoría contiene un pequeño rímel, un lápiz labial y una crema humectante que te puede durar meses.

Tienes que saber cuándo pagar barato.
No es necesario pagar tanto por una sombra de ojos superchévere de la que te vas a cansar en una semana. Las farmacias, los almacenes que venden todo a dólar y los de ropa moderna, son buenos lugares para encontrar lo que está a la moda sin romper la alcancía.

Comparte tu ropa.
¿Cómo multiplicar tu guardarropa sin gastar ni un centavo? Júntate con cualquiera de tus amigas que usen tu misma talla (y tengan el mismo gusto en modas) y compartan su ropa.

el momento de tu coronación

Amelia Vega, República Dominicana, Miss Universo 2003

Aunque el concurso de Miss Universo 2003 llegó a un punto en que te comías las uñas, Amelia Vega estaba de pie en el escenario en Ciudad de Panamá, Panamá, tomada de manos con Miss Venezuela (Mariángel Ruiz Torrealba) y esperando escuchar quién se llevaría el título a casa. Con su mente a toda prisa, Amelia captó la mirada de sus amigos y familiares en la audiencia. Y divisó grupos de desconocidos, que llevaban banderas de otros países y la animaban con entusiasmo. Entonces oró con fuerza. «Dije: "Dios, si piensas que no estoy lista para lidiar con esta gran responsabilidad, no me la des"», recuerda Amelia. «Fue entonces que anunciaron mi nombre como Miss Universo».

Había pasado casi un año trabajando con ahínco para ese día, tomando clases de oratoria, modelaje y hasta el arte de deslizarse con gracia por la pasarela. Siempre con la idea de que nadie de República Dominicana había ganado la corona de Miss Universo. Sin embargo, nada podría preparar verdaderamente a Amelia para el momento en que pronunciaron su nombre. «Puedes verlo en el vídeo, lo primero que hice fue mirar hacia arriba, persignarme y susurrar: "Gracias"», dice. «Luego pensé: "¿Y ahora qué? Tengo todo un año delante de mí. Este es sólo el primer paso"».

Ahora mismo, mujeres de todas las edades, de todas partes y de todas las culturas, tienen sus propios momentos de coronación. Quizás una acaba de conseguir una entrevista de trabajo y se está preparando para brillar. Quizás una va caminando hacia el altar del matrimonio brillando en blanco de pies a cabeza. Cada mujer encuentra momentos como esos, cuando los ojos más importantes del lugar están enfocados directamente sobre ella. Es precisamente durante esos momentos que todos podemos aprender un poco de Miss Universo.

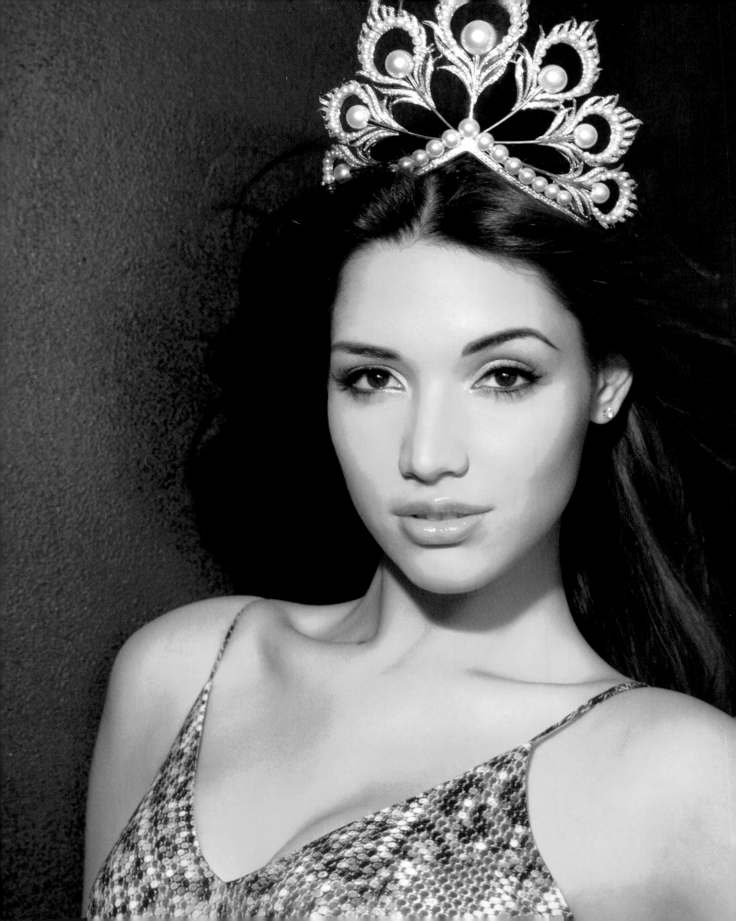

la ropa hace a la mujer

Tu momento como centro de atención es realmente sólo eso: un momento. Los expertos dicen que sólo se tienen unos pocos segundos para poder causar una primera impresión. Unos pocos segundos para tener éxito o no en una entrevista, ser popular en una fiesta de cóctel, o tener una presentación de primera en la oficina. Lo que significa que, te guste o no, la ropa que escojas para esas ocasiones de momento, lo es todo. El truco está, no obstante, en ver más allá de la ropa que sencillamente está de moda, y escoger la que en verdad te hace ver bien. ¿A quién le importa si un par de jeans le quedaba bien a una modelo de pasarela si a ti no se te ve bien? Como estilista de Miss Universo, Miss Estados Unidos y Miss Teen Estados Unidos, Billie Causieestko está encargada de hacer que mujeres de diferentes formas y tamaños se vean fabulosas a diario, ya sea al tomar champaña en un club en Nueva York o hablando en un lugar lleno de embajadores de las Naciones Unidas. Ahora ella comparte un poco de su sabiduría con nosotras.

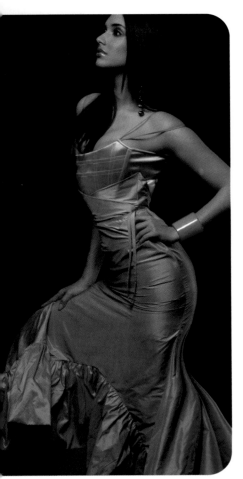

Amelia Vega, República Dominicana, Miss Universo 2003

la lista de compras de la chica alta

Pantalones. Lucen fabulosos combinados con una blusa entallada y femenina, un collar de perlas y sandalias de correas.

Trajes largos. Busca uno de tela holgada que ondee alrededor de tus largas piernas. Para una apariencia formal dramática, prueba un vestido con una cola corta.

Cintura imperio. Para aquellas que son escasas de curvas, esta puede añadir la ilusión de senos y caderas más llenas.

Accesorios. Aunque no lo creas, los cuerpos más largos se exageran más con joyas, cinturones y bolsos. Un traje con cinturón monocromático favorece especialmente tu apariencia.

TEN CUIDADO CON. . . las faldas muy cortas, que pueden lucir baratonas y delatar tu mal gusto.

la lista de compras de la chica bajita

Pantalones y jean ajustados. Ellos alargan las piernas, sobre todo cuando se combinan con un gran par de tacones y una blusa.

Faldas de talle alto. Particularmente grandiosas para las que tienen menos curvas, hacen lucir tu mitad inferior delgada y larga.

Faldas con aberturas frontales o laterales. Estas favoritas para los cócteles hacen lucir las piernas más largas al mostrarlas.

Blusas con cuello en V. Además de ser una opción sexy para la noche, dirigen las miradas hacia abajo, creando la ilusión de un torso más largo.

Un collar de eslabones largos. Llevado como la pieza central de tu atuendo, ayuda a alargar el torso.

TEN CUIDADO CON. . . Demasiados accesorios. Apilar bolsos y baratijas puede saturar un cuerpo pequeño.

la lista de compras de la chica con forma de regla

Pantalones de bota ancha con una blusa ajustada o una chaqueta apretada. Este clásico da la forma de un reloj de arena.

Faldas sueltas de talle alto. Sean llevadas en la oficina o en una recepción nocturna, dan la impresión de unas caderas más redondeadas.

Sandalias elegantes. Los talones atractivos hacen lucir las piernas rectas un poco mejor formadas.

Tejidos de punto. La tela que cae fácilmente sobre el cuerpo acentúa las curvas sutiles.

Faldas y vestidos cortados al sesgo. La asimetría da forma a un físico elegante.

Escotes muy bajos. Lucen bellos, no vulgares, en las que no tienen mucho arriba.

TEN CUIDADO CON. . . la ropa grande o las blusas y chaquetas ajustadas.

la lista de compras de la chica con curvas

Trajes bien confeccionados. La ropa con una silueta estructurada destaca la forma natural del cuerpo.

Faldas trompeta. En caso de que no seas muy redonda en el abdomen, las faldas ajustadas en las caderas y los muslos, y acampanadas abajo, alargan el torso, reducen la cadera y aplanan tus curvas.

Una chaqueta apretada. Unas blusas que abracen tu parte media muestran tu forma de reloj de arena, siempre y cuando no amplifiquen demasiado tu escote.

TEN CUIDADO CON. . . con las blusas demasiado reveladoras. Si piensas que estás ofreciendo un espectáculo, probablemente lo estés haciendo.

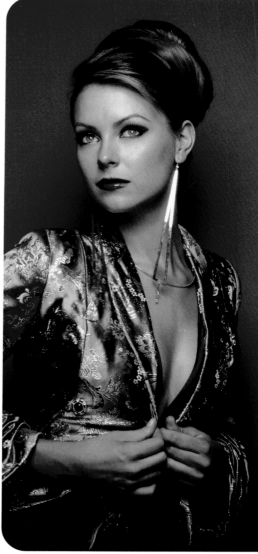

Jennifer Hawkins, Australia, Miss Universo 2004

los accesorios: el toque final

Antes de volar a Bangkok para competir por la corona, Natalie Glebova, Canadá, Miss Universo 2005 visitó un diseñador de joyas en su estado. «Llevé lo que planeaba usar mientras estaba fuera», recuerda. «Me hicieron accesorios a mi gusto para cada uno de mis vestidos. Es increíble cómo uno puede ponerle un collar a una blusa sencilla y, de repente, se ve como si fuese mucho más». Los días en que las carteras, la joyería y los pañuelos eran considerados extras opcionales, se fueron. «Ahora estamos totalmente en un mercado en el que los accesorios lo son todo», dice Causieestko. «Son una manera fabulosa de añadir un estilo individual instantáneo a la ropa básica. Pero definitivamente existe una forma artística para usarlos. Si se exagera, puede dañar la imagen completa».

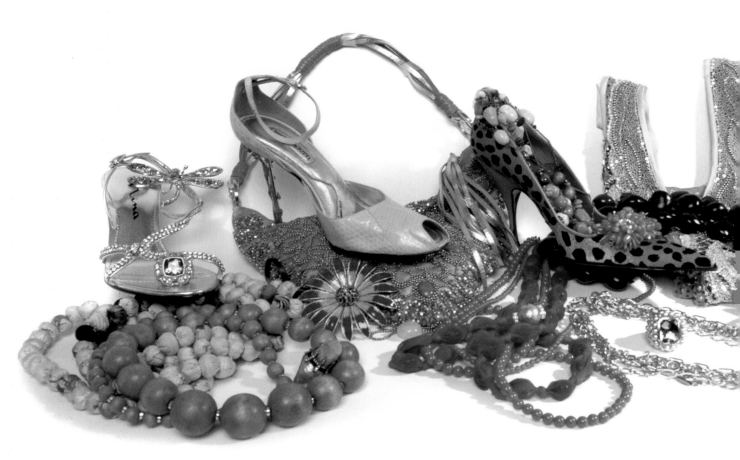

verdad universal

El color, cuando se usa bien, puede hacer que un vestido se vea tan bien como lo hace cualquier accesorio. Así que es necesario que descubras cuáles son los tonos que te favorecen más, y quédate con ellos. Cuando alguien te halague el vestido, anota el color que estás usando, o sólo busca en tu armario. «La mayoría nos sentimos atraídas a los colores que nos quedan mejor cuando vamos de compras», dice Causieestko. Pero si aún estás confundida en cuanto a cuál es el tuyo, considera estas pautas: El negro se les ve fabuloso a las mujeres morenas de piel oliva, el blanco se les ve bien a las mujeres de tez más oscura, y los colores turquesa y azul, son perfectos para las rubias de tez blanca.

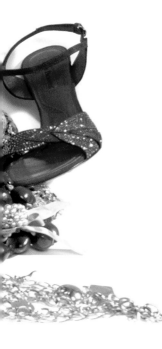

No juegues a que sabes combinar. Ya no es necesario combinar la cartera con los zapatos, puedes hasta verte un poco anticuada, advierte Causieestko. «Pienso que uno de los crímenes más grande de la moda es usar unos zapatos dorados con una cartera dorada» afirma. Al contrario, combina esos zapatos con una carterita floreada.

Y hablando de oro. Los colores metálicos están en onda ahora mismo y no parece que se van. Zapatos dorados, una cartera de gala plateada y una blusa sin espaldas de lentejuelas, se ven todos fabulosos, pero por separado. Escoje un accesorio brillante y hazlo el centro de atención.

Conserva el fondo sencillo. Aunque no estés usando colores metálicos, es muy importante mantener el equilibrio al usar accesorios. Aunque una pequeña cantidad de mujeres pueda usar un vestido al estilo original con accesorios igualmente originales, es mejor que el resto de nosotras lo mantengamos simple. «Se necesita un truquito para ser Madonna o Bjork», dice Causieestko. «Al contrario, pienso en Sarah Jessica Parker en esos comerciales de *Gap*. Una camiseta sencilla a la medida y un par de jeans se ven perfectos con una correa de pedrerías y un par de zapatos de tacón con el talón al descubierto».

Trabaja. Los accesorios por lo general son aceptables hasta en las oficinas más importantes, siempre y cuando los uses con criterio. Una buena regla a seguir es escoger sólo artículos prácticos: relojes, correas y carteras. Mantenlos no muy caros y sofisticados, y luego considera añadir otro artículo extra que no sea práctico, como unas perlas, un broche o (si trabajas en un campo más creativo) un collar con un colgante extravagante. «Los pañuelos también trabajan bien, si quieres añadir un poco de color», dice Causieestko. «Son como un tipo de contraparte de las corbatas masculinas».

Luego juega. Correr del cubículo a la fiesta de cóctel es fácil, si metiste los toques finales correctos en tu cartera. Un pañuelo brillante, aretes largos o un par de zapatos de tiras con tacón de aguja, pueden cambiar un vestido negro de cuello redondo, a un traje de fiesta. ¡Añádele una cartera de noche pequeña y estarás lista!

cómo verse elegante con tacones

Aparte de la banda y la corona, la seña que distingue a una Miss Universo genuina se resume en una pregunta: ¿Cómo camina con tacones? ¡Natalie Glebova lo hace muy bien! Antes de ganar su título, se paseó por el escenario usando tacones de aguja de unos doce centímetros (cuatro pulgadas) mientras el ruedo de su traje de noche se arremolinaba precariamente alrededor de sus pies. Mientras tanto, millones de mujeres en casa estaban mirándole los pies a Natalie con una combinación de admiración y envidia, preguntándose: ¿Cómo lo hace? Sin duda alguna, un par de zapatos de tacón fabuloso puede hacer que unas piernas bajitas se vean más largas, delgadas y elegantes, suponiendo que la persona sepa cómo usarlos.

Encuentra los zapatos cómodos. No importa cuán bajo o alto sea el tacón; si no te quedan bien, estarás cojeando como loca. En vez de comprar los tacones rascacielos, considera una levantadita de unos seis centímetros (dos pulgadas) y de esta manera conseguirías altura y le causarías menos estragos a sus pies. Y asegúrate de caminar varias veces alrededor del almacén, preferiblemente en una sección donde no haya alfombras, antes de comprar los zapatos.

Pruébalos caminando. ¿Cuál es el factor clave para verte como si vivieses en tacones? «La práctica», dice Natalie, que ha practicado con sus tacones de aguja muchas, muchísimas horas antes de pavonearse alrededor del escenario de Miss Universo. Si usas tus tacones en tu casa por media hora al día, no sólo te ayudará a sentirte más cómoda al usarlos, sino que también los amoldarás a tus pies para que no te salgan ampollas después.

Apréndetelo bien. Con tus dedos rectos hacia el frente (no hacia los lados) y tus piernas juntas, camina sobre tu talón balanceándote suavemente hacia la punta de tu pie. Para mantener el equilibrio, mece tus brazos mientras caminas y mantén tus ojos abiertos para ver si hay superficies desniveladas en las que tus tacones puedan enredarse.

Luego añade el traje de noche. El secreto de Natalie para caminar usando un traje de noche con tacones: patea cada pierna desde la rodilla. «Lo que se quiere es apartar la tela de los zapatos con cada paso que des», afirma. «Si el traje es largo, nadie notará que estás pateándolo».

Conserva la calma durante las calamidades. Si tu falda o traje se enreda con el tacón, detente y «continúa pateando tu pie sutilmente hasta que se desenrede», indica Natalie. «Sobre todo, no quieres que tu rostro se vea como si algo anduviese mal. Una sonrisa hace maravillas».

Quítatelos. Otra vez, mientras más altos sean los tacones, más van a sufrir tus pies, tanto a corto como a largo plazo. Para salvarlos, quítate los tacones por debajo de tu escritorio, entre reuniones, de camino a tu fiesta de cóctel y cuando te sea posible.

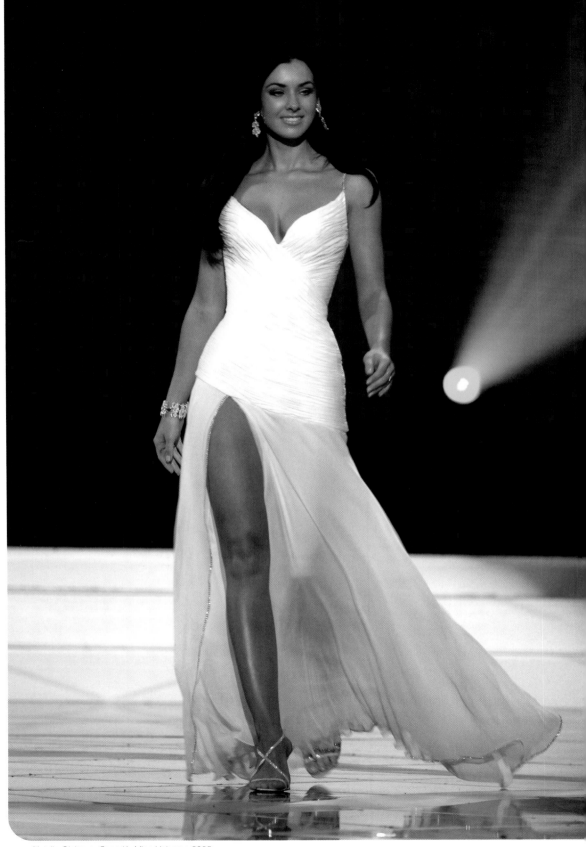

Natalie Glebova, Canadá, Miss Universo 2005

elegancia, por favor

Una falda jeans ajustada que perfile tu cintura y un par perfecto de sandalias con tacones, defi-nitivamente te ayudarán a brillar más cuando todos te estén mirando. Pero como Natalie Glebo-va lo demostró durante el momento de su coronación, el mejor accesorio de todos es el que no se puede comprar en ningún almacén. Estamos hablando de la elegancia. La difícil cualidad que es en parte encanto, en parte gracia y en parte algo que realmente no se puede definir. Sylvia Hitchcock Carson (Miss Universo, Estados Unidos de América, 1967) lo resume perfectamente cuando especula por qué ganó la corona: «Un camarógrafo me dijo que era la forma en que mi trasero se veía cuando caminaba, otros me dijeron que era por lo radiante que me veía. Yo pensé que era por lo genuina y sincera que era». ¿Tienen las concursantes la elegancia escrita en su ADN? ¿Tienen un libro secreto de reglas que no tenemos las demás? Tal vez es un poco de ambas cosas.

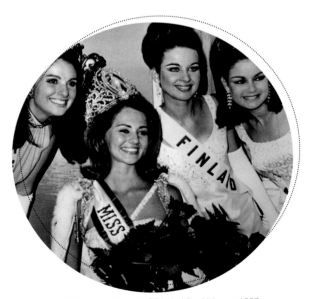

Sylvia Hitchcock Carson, EE.UU., Miss Universo 1967

verdad universal

¿Tienes que dar una presentación o una charla muy importante? Róbale uno de los trucos a Syl-via Hitchcock Carson. Aquí está la manera en que ella mantiene su sonrisa fresca y cautivadora en el escenario: «Cuando estás allí, frente a una gran audiencia, busca a alguien que no esté sonrién-dose y concéntrate en hacer que esa persona se sonría. Vas a irradiar».

Usa tus ojos. La modelo Heidi Albertsen, que fue una de las jueces en el certamen Miss Universo de 2005, comenta que tener un buen porte comienza con la forma en que miramos a alguien a los ojos. «A los jueces nos dijeron que miráramos los ojos, pero también se aplica al diario vivir. No hay nada peor que cuando alguien te está hablando y está mirando en otra dirección. Te hace sentir que la persona no está realmente interesada. Los ojos de verdad dicen más que las palabras». Dicho eso, Albertsen advierte que mirar a los ojos a alguien no es lo mismo que clavárselos. Quieres verte interesada y animada, no como una zombi.

Sonríe de verdad. El nerviosismo es normal cuando eres el centro de atracción. Pero lo que lo acompaña, como fruncir el ceño y ponerse inquieta, daña por completo la imagen. La solución que Albertsen ofrece es simple: «Sonríe y el mundo te sonreirá. Es lo más amigable que puedes hacer y la forma más fácil de darle un resplandor natural a tu cara». Y como el acto de sonreír aumenta el nivel de las endorfinas en tu cuerpo, te sentirás más ligera y, sí, menos nerviosa instantáneamente.

Saluda. Suena como algo muy fácil de hacer, pero la gente necesita que se les recuerde. Ya sea que vaya a salir a almorzar con un cliente o vaya a un gran banquete de bodas, recuerda que no eres la única que tiene vergüenza. Si tomas la iniciativa de dar la mano y presentarte, de inmediato haces sentir cómodos a los demás y reluces como el diamante Hope.

Deja que tu cuerpo hable. Tus gestos y manerismos están tan arraigados, que probablemente ni te das cuenta de ellos, pero los demás sí. Cruzar los brazos o ponerlos sobre tu pecho, le dice a tu audiencia que estás completamente cerrada o protegida. Si cambias tus piernas cruzadas y las diriges en dirección opuesta a la persona con quien estés hablando das a entender que no tienes interés. No es difícil reprogramarse para que tu cuerpo hable más positivamente. Sólo empieza a prestar atención a tus gestos y pídeles a tus buenos amigos que te guíen suavemente a la dirección correcta.

Haz una pausa, capta lo importante y refléjalo. La ganadora de la corona de 1967, Sylvia Hitchcock Carson, que ahora dicta seminarios sobre imagen y presentación, afirma que muchas ganadoras de los concursos de belleza son expertas en el arte del reflejo. «Entiende qué es importante para tu audiencia y refléjaselo», dice. «Si lo piensas bien, nos atraen las personas que piensan como nosotras».

Lee los periódicos. Es más, lee todo lo que te venga a la mano y siempre tendrás listo un suministro al día para romper el hielo. «Saber qué es lo que está pasando en las noticias es crucial para poder sostener una conversación amena en cualquier lugar», dice Albertsen, que cree que las revistas que chismean sobre las celebridades son lectura requerida. Después de todo, si sabes quién sale con quien en Hollywood, podrás entrar a una fiesta sin conocer a nadie y tendrás bastante compañeros para charlar.

Haz el bien. ¿Te has dado cuenta alguna vez que las mujeres más elegantes y simpáticas del mundo también tienen un corazón grande y generoso? Después de haberse llevado la corona a su país y recibido una estampilla postal conmemorativa creada en su honor, Denise M. Quiñones August, Puerto Rico, Miss Universo 2001, ha seguido sirviendo a la gente. Su trabajo incansable contra el Sida ha sido reconocido por los Centros para el Control de Enfermedades y por la Fundación Americana para la Investigación del Sida.

cómo cautivar a cualquiera que te conozca

Brook Lee (Estados Unidos, Miss Universo 1997), sabe cómo ganarse a la audiencia. Durante su reinado y en todos estos años desde ese entonces, los ha conquistado a todos: desde primeros ministros hasta azafatas. La obligamos a revelar algunos de sus secretos.

Deslumbra a tu futuro jefe.

Llega siempre quince minutos temprano a las entrevistas y entra con una sonrisa. Recuerda que tú eres la que tiene algo que ofrecerles. Si no tuvieses todas las cualidades necesarias para el trabajo, no estarías allí. Recuerda que la mayoría del tiempo, la personalidad cuenta más que las credenciales de tu resumé. Es tu don de gente y si eres una persona agradable, lo primero en que se fijan los empleadores. En cuanto a la apariencia, nunca te pongas algo con lo que no te sientas cómoda al usarlo frente a tus padres o personas que respetas. Una entrevista de trabajo no es momento para experimentar una nueva imagen. Recuerda que en realidad no es un crimen vestirse con ropa demasiado elegante, pero siempre estará en tu contra si te ves muy informal. Esto envía la señal de que no te respetas a ti misma ni al puesto para el cual estás siendo entrevistada.

Haz tu entrada en una fiesta ostentosa.

¡Circula, circula, circula! Si conoces a mucha gente allí, resiste las ganas de quedarte plantada en un círculo pequeño de amigos. Al contrario, sé un blanco en movimiento. Cuando te acerques a una persona nueva, puedes empezar por preguntarle dónde compró su cartera o cómo conoció a la anfitriona. No hay razón por la cual tengas que hablar sobre temas serios cuando todos los demás están conversando sobre asuntos triviales. Mantén ligera la plática.

Haz que un extraño te tome en serio.

Un firme apretón de manos es muy necesario. «No te puedo decir cuántos dignatarios y jefes de gobierno he conocido que han quedado sorprendidos de que les diera un apretón de manos tan firme», dice Brook. «Mi papá me enseñó desde temprano que la gente juzga el carácter de la persona a través del apretón de manos» Especialmente si es una mujer, el firme apretón de manos dice que tiene confianza en sí misma, es competente y no es alguien que necesita ser tratada con guantes de seda.

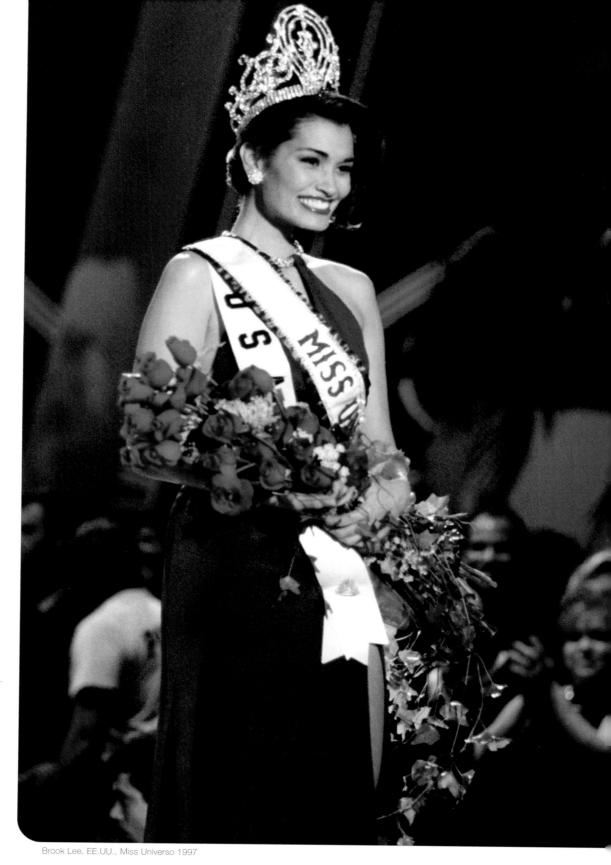

Brook Lee, EE.UU., Miss Universo 1997

este momento mágico

El camino a Miss Universo es largo y lleno de tropiezos. Es una jornada llena de luchas, lágrimas, risas y alegría. He aquí una mirada a algunos de nuestros momentos favoritos en la coronación, con ciertas reflexiones de ganadoras del pasado sobre cómo fue su viaje hasta la cima.

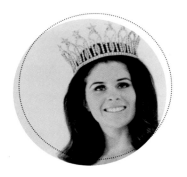

«Fui al certamen Miss Estados Unidos con un traje de dama de boda prestado, color amarillo brillante y con la cintura al estilo imperio, sin escote. Era líder de las batuteras de mi escuela secundaria, y para mí, estar en el concurso de belleza era como si estuviese actuando. Me gustó mucho estar allí con todas las muchachas».

—Sylvia Hitchcock Carson, EE.UU., Miss Universo 1967

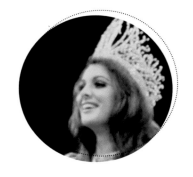

«No era muy bonita cuando era pequeña. Había concursos de belleza en mi escuela, pero nunca gané nada, ni siquiera me invitaban a participar. Pero cuando cumplí doce años, me crecieron los senos y me puse alta. Cuando cumplí catorce, la gente me empezó a pedir que participara en los concursos de belleza».

—Martha Vasconcellos, Brasil, Miss Universo 1968

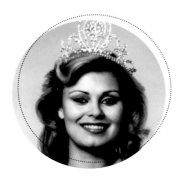

«El entusiasmo crecía cuando se anunciaba cada una de las finalistas. Por último, Miss Haití y yo estábamos allí paradas tomadas de manos. Ella era muy hermosa y encantadora, estaba casi segura de que ella iba a ganar. Cuando se anunció el resultado, recuerdo los vítores y aplausos de la audiencia, y de haber caminado hacia el trono llena de júbilo y sintiéndome como una reina».

—Anne Marie Pohtamo, Finlandia, Miss Universo 1975

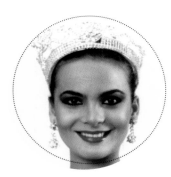

«Cuando era niña, siempre me gustaba vestirme bien, tal vez por la influencia de mi madre. Ella había concursado en el certamen de belleza Miss Madrid; creo que quedó en tercer o cuarto lugar. Siempre la veía cuidándose y maquillándose».

—Maritza Sayalero, Venezuela, Miss Universo 1979

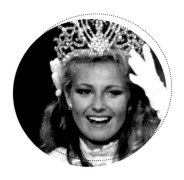

«Cuando llegamos a Miami para el concurso realmente pensé que estaba soñando. En ese tiempo, sólo teníamos dos canales de televisión y tres emisoras de radio en Suecia. Y de repente se aparecieron muchos fotógrafos y cámaras de televisión. Pensé: Esto es innecesario, es una locura. Estaba allí parada con el resto de las muchachas europeas. Se suponía que teníamos que ir afuera a encontrarnos con los de los medios de comunicación, pero nadie se atrevía. Finalmente, Miss Noruega, Miss Dinamarca y yo dijimos: "Bien chicas, vamos"».

—Yvonne Agneta-Ryding, Suecia, Miss Universo 1984

«La gente me ha preguntado que de dónde saco mi ingenio y mi habilidad en el escenario. Pienso que es porque crecí con dos hermanos mayores. Y siempre tenía que defenderme de sus bromas. Sólo estaba tratando de sobrevivir y, al parecer, es por eso que mi sentido del humor se desarrolló».

—Brook Lee, EE.UU., Miss Universo 1997

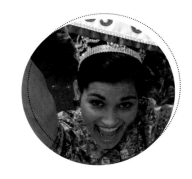

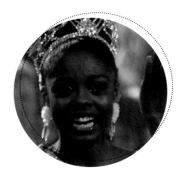

«Mi primer encuentro real con la moda sucedió cuando tenía unos siete años. Vi un anuncio en la revista Vogue con un vestido que tenía un escote en forma de corazón y una falda larga hasta el piso con volantes. Hice un bosquejo para llevárselo a la modista de mi mamá, pero lo modifiqué porque con la edad que tenía, nunca me hubiesen permitido usar un escote con la forma de un corazón. Mi versión fue un corte recto con tiritas. Volví loca a mi mamá buscando la tela de chiffón para hacer ese vestido».

—Wendy Fitzwilliam, Trinidad y Tobago, Miss Universo 1998

«Mi parte favorita del concurso de Miss Universo fue la mirada final, cuando estuvimos de pie por última vez frente a los jueces. Sabía que había hecho lo mejor posible y tenía que dejar que el destino tomara las riendas desde ese momento. Salía tanta energía del público. Sentí que realmente me estaban apoyando. Fue increíble ver a la gente tailandesa saludándome. En ese instante, pensé: Tal vez gane. Después me dije: No, eso es imposible».

—Natalie Glebova, Canadá, Miss Universo 2005

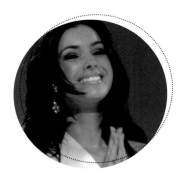

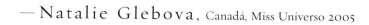

belleza universal

más allá de la corona

Miss Universo es más que un rostro lindo. Desde el primer certamen, más de medio siglo atrás, ella ha sido la personificación de la elegancia, el ingenio y el optimismo: el arquetipo de la gracia bajo presión. Claro, la ganadora tiene que lucir fabulosa en tacones altos y en vestido de baño. Pero aunque se las arregle para ser parte de las cinco finalistas, es su habilidad para contestar inteligentemente y con destreza (¡en vivo, por televisión!), esa última y provocadora pregunta lo que definitivamente decide su destino.

Así que decidimos formular algunas de nuestras propias preguntas. Les pedimos a once de las ganadoras que hablaran sobre el tema de la belleza y que se acordaran de la primera vez que se pusieron lápiz labial, las ocasiones en que se sintieron muy lindas y sus más preciados secretos para mantenerse bellas. Recordaron algunas nociones sorprendentemente sabias y maravillosas sobre qué es lo que significa ser en verdad hermosa. A continuación tenemos una pista: tiene que ver más con lo que tienen en el corazón, la mente y el alma, que con lo que tienen en su bolsa de maquillaje.

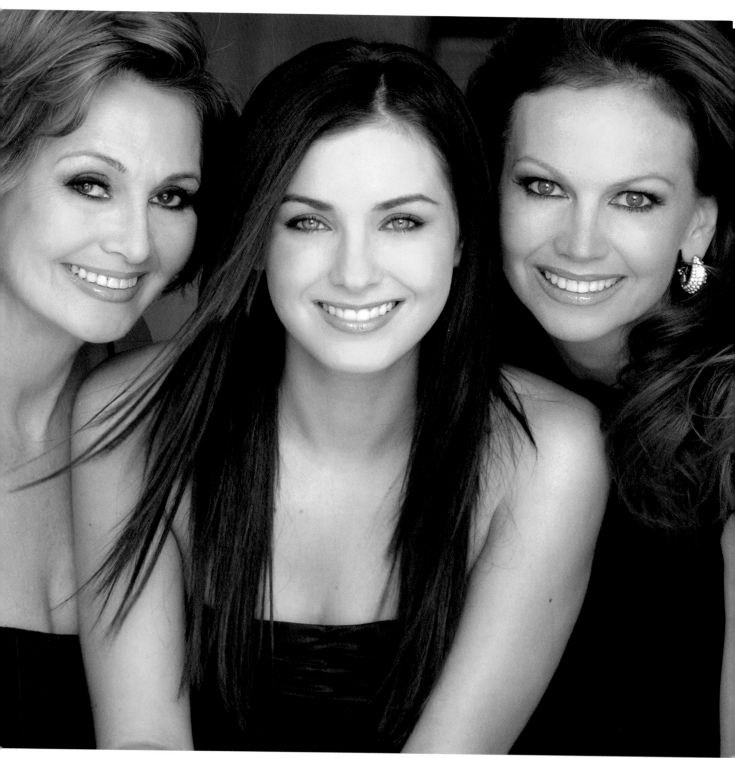

De izquierda a derecha:
Sylvia Hitchcock Carson, EE.UU., Miss Universo
1967 Natalie Glebova, Canadá, Miss Universo 2005
Margaret Gardiner, Sudáfrica, Miss Universo 1978

Sylvia Hitchcock Carson, EE.UU.
Miss Universo 1967

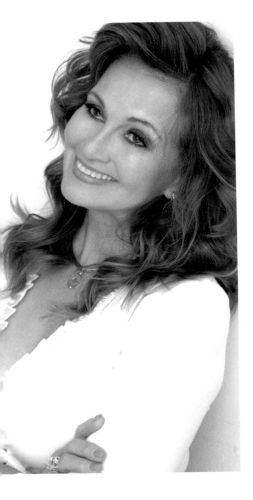

1. **¿Cuándo fue la primera vez que recuerdas haber usado maquillaje?**

   Básicamente, prefería verme natural cuando estaba creciendo, hasta el último año de mi escuela secundaria. Me interesaba en los deportes, las artes y la naturaleza. El maquillaje básico vino después en la universidad: rubor, rímel, delineador de ojos y lápiz labial. Con el concurso de belleza llegaron la base y las técnicas de contorno.

2. **¿Con cuánta frecuencia lo usas ahora?**

   En ocasiones especiales.

3. **¿Para quién usas el maquillaje?**

   Es una combinación de lo que se espera de mí y mi gratificación personal. Uso maquillaje para sentirme bien.

4. **Si te quedaras varada en una isla desierta, ¿qué producto de belleza escogerías tener? ¿Por qué?**

   Un filtro solar y humectante, para acondicionar y proteger mi piel del viento y del sol.

5. **¿Cuál es tu ritual de belleza favorito?**

   Relajarme en el jacuzzi con velas alrededor.

6. **¿Cuál es el que menos te gusta y por qué?**

   Rasurarme las piernas, porque temo cortarme.

7. **¿Qué tienes en tu organizador de baño en este momento?**

   Champú y acondicionador *Pantene*, un jabón líquido humectante para el cuerpo marca *Dove*, una esponja exfoliadora y una piedra pómez.

8. ¿En qué momento de tu vida te has sentido más hermosa?

Al dar a luz a mis tres hijos.

9. ¿Cómo defines la belleza?

La belleza irradia de adentro y sólo se aprecia cuando se comparte con otros.

10. ¿Qué persona, viva o muerta, representa para ti la verdadera belleza?

Jesús, porque la espiritualidad y la belleza van de la mano.

11. ¿Qué recuerdos guardaste de tu experiencia como Miss Universo? ¿Qué cosas tienen mayor significado para ti?

Las fotografías y los artículos que documentan mi experiencia durante mi reinado como Miss Alabama, Miss Estados Unidos y Miss Universo; especialmente una foto que fue tomada cuando estaba en el escenario con mis padres y mi hermano Ralph, que había regresado de la guerra de Vietnam.

12. ¿Cuál es tu mejor recuerdo del concurso Miss Universo?

En realidad, ganar y sentir el orgullo que les di a mis padres, a mi familia y a los amigos que me apoyaron. Además, explorar las culturas de las otras concursantes.

13. Si pudieses cambiar algo del día en que ganaste la corona, ¿qué sería?

Nada, ¡fue perfecto!

14. ¿Cuál es tu mejor secreto de belleza?

¡Sonreír, tener una actitud positiva y pensar joven!

15. ¿Cuál es el mejor consejo de belleza que te han dado alguna vez? ¿Quién te lo dio?

Sé consecuente contigo misma, de mi tocaya, tía Sylvia Little, de North Andover, Massachussets.

Martha Vasconcellos, Brasil
Miss Universo 1968

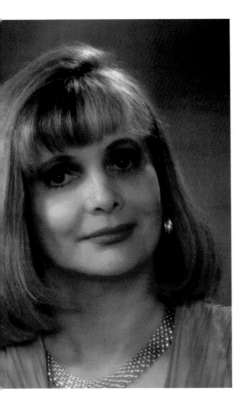

1. ¿Cuándo fue la primera vez que recuerdas haber usado maquillaje?

Cuando tenía quince años. No se me permitía usarlo antes de eso.

2. ¿Con cuánta frecuencia lo usas ahora?

Lo uso todos los días, hasta cuando estoy en casa. Si mi novio, John, anda por ahí, siempre llevo puesto maquillaje.

3. ¿Para quién usas el maquillaje?

Realmente me siento mejor cuando uso maquillaje porque me veo muy pálida cuando no lo tengo puesto. Lo uso para mí misma.

4. Si te quedaras varada en una isla desierta, ¿qué producto de belleza escogerías tener? ¿Por qué?

Hilo dental y un cepillo de dientes. Cuando no uso el hilo dental después de comer, siento como si estuviese usando un zapato apretado.

5. ¿Cuál es tu ritual de belleza favorito?

Meterme en un jacuzzi. Tengo velas y aceites, y una esponja especial. Cuando vivía en Brasil, tomaba un baño cada día después de ir al gimnasio.

6. ¿Cuál es el que menos te gusta y por qué?

Rasurarme.

7. ¿Qué tienes en tu organizador de baño en este momento?

Champú, acondicionador, jabón líquido para el cuerpo, jabón para la cara, una esponja y una piedra pómez.

8. ¿En qué momento de tu vida te has sentido más hermosa?

Me siento más hermosa cuando estoy enamorada de alguien. Eso significa que mi corazón se está divirtiendo.

9. ¿Cómo defines la belleza?

Paz interna.

10. ¿Qué persona, viva o muerta, representa para ti la verdadera belleza?

Mi papá. Era un hombre muy guapo.

11. ¿Qué recuerdos guardaste de tu experiencia como Miss Universo? ¿Qué cosas tienen mayor significado para ti?

Tengo el trofeo, todas las revistas, los periódicos y muchas fotos. Todavía tengo mi traje y mi vestido de baño, todo. El trofeo es lo que significa más para mí porque en ese tiempo no se nos permitía quedarnos con la corona.

12. ¿Cuál es tu mejor recuerdo del concurso Miss Universo?

No es mi mejor recuerdo. El día en que gané, no estaba feliz. Estaba atemorizada. A mi papá no le gustaba la idea de que yo estuviera en un concurso de belleza. Después que gané, no pude contestar ninguna de las preguntas que me hicieron tras bastidores. La gente pensaba que estaba llorando porque estaba feliz, pero lloraba porque estaba preocupada.

13. Si pudieses cambiar algo del día en que ganaste la corona, ¿qué sería?

Desearía que mi papá hubiese sido más receptivo. Vengo de una familia conservadora de clase alta. Si me hubiera ganado un premio a la excelencia académica, él se habría sentido orgulloso, pero ¿un certamen de belleza? Eso es muy distinto. Mi padre había recelado de ello verdaderamente.

14. ¿Cuál es tu mejor secreto de belleza?

Si te lo digo, ya no sería un secreto.

15. ¿Cuál es el mejor consejo de belleza que te han dado alguna vez? ¿Quién te lo dio?

Cuando tenía quince años, mi mama me inscribió en una clase de un club local para mujeres. Ellas me enseñaron cómo ser una dama. Una de las maestras me enseñó todo acerca de cómo comportarme, cómo caminar, cómo tener una buena postura y cómo ponerme el maquillaje. Este curso fue importante para el resto de mi vida.

Margaret Gardiner, Sudáfrica
Miss Universo 1978

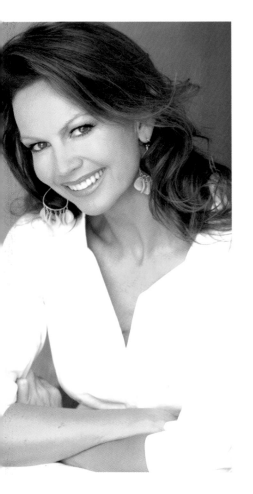

1. **¿Cuándo fue la primera vez que recuerdas haber usado maquillaje?**

   Brillo de labios a los trece años de edad.

2. **¿Con cuánta frecuencia lo usas ahora?**

   Como periodista profesional de televisión, tengo que usarlo frecuentemente. Cuando estoy en casa no lo uso para nada. Cuando estoy corriendo por la ciudad, uso lápiz labial. Aunque no use nada más, el color me realza los ojos.

3. **¿Para quién usas el maquillaje?**

   A menos que esté en una situación profesional en que hay expectativas, lo uso para mí misma. La opinión que tengo acerca de mí es más importante que la de cualquier otra persona. El maquillaje me puede animar cuando tengo un día malo, pero es totalmente inútil cuando me voy de camping.

4. **Si te quedaras varada en una isla desierta, ¿qué producto de belleza escogerías tener? ¿Por qué?**

   Rímel. Cuando era niña, era una rubia blanca y aunque mi cabello ha cambiado, mi piel se quedó horriblemente blanca. El rímel crea un contraste en mis ojos y lo puedo destacar sobre mis cejas. ¡Pero si estuviera en una isla desierta, no me importaría cómo me vería! Puede que sea una reina de belleza, pero no soy estúpida.

5. **¿Cuál es tu ritual de belleza favorito?**

   Estar en el jacuzzi.

6. **¿Cuál es el que menos te gusta y por qué?**

   El filtro solar. Pero en Los Ángeles, donde el sol es constante y te fríes aunque vayas en un carro a toda velocidad por la ciudad, es necesario y da mucho trabajo.

7. **¿Qué tienes en tu organizador de baño en este momento?**

   ¡Esponja, esponja, esponja! Y crema de mantequilla para el cuerpo.

8. **¿En qué momento de tu vida te has sentido más hermosa?**

   Todas tenemos días poderosos, cuando de alguna manera nos vemos bien, pero me siento superbien después de hacer ejercicios. Me siento más hermosa cuando estoy con mi hijo. El amor incondicional hace que uno se sienta así.

9. ¿Cómo defines la belleza?

He conocido a personas feas que son bonitas por dentro y viceversa. Muchas actrices de cine, a quienes veo a diario como parte de mi trabajo, no son bonitas, bueno, por lo menos no son las más hermosas. Pero por el buen porte que tienen y una combinación de personalidad, confianza y por saber realzar lo que tienen, se convierten en las más hermosas. Algo está pasando en Los Ángeles que da miedo. Todas las mujeres se están haciendo cirugía plástica para quitarse los rasgos que le dan individualidad. Hay una uniformidad que no es normal. Es lo contrario a la belleza.

10. ¿Qué persona, viva o muerta, representa para ti la verdadera belleza?

Cualquier niño. ¿Has mirado a los niños cuando están jugando? Su felicidad no es filtrada y los hace deslumbrar. Cada uno de ellos. También he tenido el placer de conocer a algunas de las grandes bellezas de nuestros días, ¡y la desventaja de tomarse una foto con ellas! Sophia Loren era deslumbrante.

11. ¿Qué recuerdos guardaste de tu experiencia como Miss Universo? ¿Qué cosas tienen mayor significado para ti?

Por años mi corona estuvo guardada en mi garaje en África, donde vive mi mamá. Ella tiene todo. Si entras a mi casa no te darías cuenta de que gané el título. No hay nada para el observador casual. Pero en mi cocina tengo una estatuilla minúscula que recibí cuando estaba compitiendo en el concurso de Miss Universo. No la noto todos los días, pero cuando la veo, me acuerdo de un tiempo hace veinte años atrás, cuando era una persona diferente.

12. ¿Cuál es tu mejor recuerdo del concurso Miss Universo?

Además de haber ganado, las culturas a las cuales fui expuesta y las muchachas. ¿En qué otro momento te puedes reunir con representantes del resto del mundo y explorar amistades? Miss Trinidad y Tobago y yo nos sentábamos en la parte de atrás del bus entonando canciones con un grupo de otras concursantes. Miss Australia y yo nos compramos una bebida y miramos el atardecer sobre las blancas playas de México. Lo más destacado fue visitar Chichén Itzá y la gente mejicana fue fantástica.

13. Si pudieses cambiar algo del día en que ganaste la corona, ¿qué sería?

Lo haría más lento para poder acordarme mejor.

14. ¿Cuál es tu mejor secreto de belleza?

El descanso.

15. ¿Cuál es el mejor consejo de belleza que te han dado alguna vez? ¿Quién te lo dio?

Es algo que aprendí al modelar internacionalmente y al viajar como Miss Universo. Duerme cada vez que puedas. Porque debido a los drásticos cambios de horario y la necesidad de ser cortés y amigable en público, las horas extenuantes que trabajé en ese entonces, me prepararon para la vida en general. Las reglas que una personalidad pública tiene que absorber son las que te ayudan en la vida. Toma las cosas con calma. Piensa antes de hablar. Duerme cada vez que puedas. Conserva tu energía. Sé amable.

Maritza Sayalero, Venezuela
Miss Universo 1979

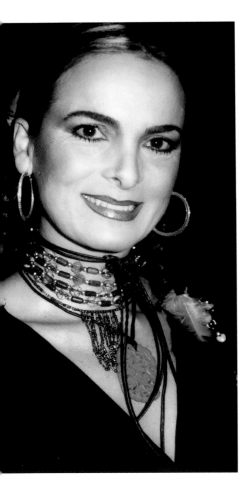

1. ¿Cuándo fue la primera vez que recuerdas haber usado maquillaje?

   Mi primer recuerdo que tengo de eso es el día en que cumplí quince años.

2. ¿Con cuánta frecuencia lo usas ahora?

   Muy a menudo, aunque depende de la ocasión.

3. ¿Para quién usas el maquillaje?

   Primero para verme y sentirme bien. Y luego para los demás.

4. Si te quedaras varada en una isla desierta, ¿qué producto de belleza escogerías tener? ¿Por qué?

   Un gel exfoliador facial sería bueno porque me gusta que mi cutis se vea sano y rejuvenecido.

5. ¿Cuál es tu ritual de belleza favorito?

   Que mi hija me haga las cejas y me dé un buen facial. Ella es esteticista.

6. ¿Cuál es el que menos te gusta y por qué?

   Arreglarme el cabello, porque me toma mucho tiempo hacer que se vea como me gusta.

7. ¿Qué tienes en tu organizador de baño en este momento?

   Champú, acondicionador, una esponja y un exfoliador para el cuerpo.

8. ¿En qué momento de tu vida te has sentido más hermosa?

   El día que gané el concurso de Miss Universo, el día que me casé y el que di a luz.

9. ¿Cómo defines la belleza?

Una combinación del atractivo físico y la fuerza interior.

10. ¿Qué persona, viva o muerta, representa para ti la verdadera belleza?

Mi madre obtiene mi voto.

11. ¿Qué recuerdos guardaste de tu experiencia como Miss Universo? ¿Qué cosas tienen mayor significado para ti?

Muchos recuerdos son especiales: mi corona, mi trofeo y mi banda.

12. ¿Cuál es tu mejor recuerdo del concurso Miss Universo?

El momento en que llamaron mi nombre: «Maritza Sayalero, Miss Universo».

13. Si pudieses cambiar algo del día en que ganaste la corona, ¿qué sería?

Haría todo lo posible por evitar que se cayera el escenario. (Cuando coronaron a Maritza, un tumulto de reporteros y concursantes hizo que se derrumbara el escenario.)

14. ¿Cuál es tu mejor secreto de belleza?

No es secreto. Comer bien, hacer ejercicios y mantenerme feliz.

15. ¿Cuál es el mejor consejo de belleza que te han dado alguna vez? ¿Quién te lo dio?

Seguro que practicar ejercicios hace que mi cuerpo y mi mente se sientan bien. (Mi esposo.)

Porntip "Bui" Nakhirunkanok Simon, Tailandia, Miss Universo 1988

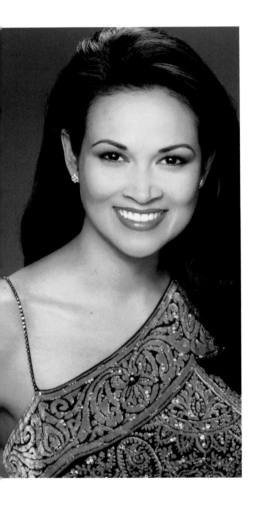

1. **¿Cuándo fue la primera vez que recuerdas haber usado maquillaje?**

   Tenía dieciséis años. Mi mamá era estricta. No quería que creciéramos muy rápido. Me llevaba el rímel y el lápiz labial escondidos a la escuela, y llegaba media hora antes para poder ponérmelos.

2. **¿Con cuánta frecuencia lo usas ahora?**

   Sólo uso un poco de rubor y lápiz labial cada día. Trato de estar por lo menos dos días sin maquillaje para dejar que mi cutis respire.

3. **¿Para quién usas el maquillaje?**

   Mi esposo y yo recibimos muchas visitas en casa.

4. **Si te quedaras varada en una isla desierta, ¿qué producto de belleza escogerías tener? ¿Por qué?**

   Mi filtro solar, puesto que no quiero quemarme.

5. **¿Cuál es tu ritual de belleza favorito?**

   Mi tratamiento de noche. Después de darme un baño, me pongo mis lociones y pociones, y me siento bien cuidada.

6. **¿Cuál es el que menos te gusta y por qué?**

   Ponerme el maquillaje. Parece tan repetitivo. Hasta mi hija piensa igual. Ella me pregunta: «¿Te estás pintando la cara otra vez?»

7. **¿Qué tienes en tu organizador de baño en este momento?**

   Un exfoliador para la cara y otro para el cuerpo, un champú, un acondicionador y una peinilla.

8. **¿En qué momento de tu vida te has sentido más hermosa?**

   Cuando estaba embarazada. Por alguna razón, obtuve más elogios que nunca en mi vida. Los hombres, especialmente, me paraban en la calle y me decían que estaba hermosa. Cuando estás embarazada, no te preocupa ponerte maquillaje. Eso demuestra que puedes gritar todo el día, pero la belleza natural grita más fuerte.

9. ¿Cómo defines la belleza?

La belleza empieza con la persona. Si no te vas a honrar, apreciar ni cuidar, ¿cómo lo hará otra persona? La belleza comienza cuando estás contenta contigo misma. Eso afecta la manera en que te cuidas el cabello, cómo usas tu ropa y así sucesivamente.

10. ¿Qué persona, viva o muerta, representa para ti la verdadera belleza?

Audrey Hepburn. Adoro a esa mujer. Tuve el privilegio de conocerla una vez. Era la personificación de la gracia y la belleza. Poquito maquillaje, el cabello echado hacia atrás, trajes muy entallados, nada llamativo. Su belleza provenía de lo que era ella. Eso le hacía reflejar mucha confianza.

11. ¿Qué recuerdos guardaste de tu experiencia como Miss Universo? ¿Qué cosas tienen mayor significado para ti?

Lo mejor es la corona. La guardo en mi oficina, mi espacio privado. Es bueno saber que comparto esa corona con sólo unas pocas docenas de mujeres en la historia. Y mis fotos de ese año, mostrando mis viajes, los presidentes que he conocido y los logros que he alcanzado.

12. ¿Cuál es tu mejor recuerdo del concurso Miss Universo?

Nada puede compararse con tener esa corona en tu cabeza. Luego, después que sales del aire, todos los fotógrafos suben al escenario. Se siente como si una fuera Dorothy en *El Mago de Oz.*

13. Si pudieses cambiar algo del día en que ganaste la corona, ¿qué sería?

Obviamente, todo me salió bien. Me pude parar donde me paré. Cambiar cualquier cosa sería superficial a estas alturas.

14. ¿Cuál es tu mejor secreto de belleza?

El descanso. Creo que las mujeres en particular necesitan descansar. Usamos tanta energía en el día que pienso que el descanso es una necesidad subestimada. La gente piensa que tiene que hacer más y al hacerlo, decepcionamos a nuestro cuerpo. Yo no me enfermo; cuando siento que mi cuerpo está sobrecargado, me acuesto a dormir una hora más temprano para dejar que se recargue. Pienso que eso ayuda a que se alejen las arrugas, la irritabilidad, la fatiga y la enfermedad.

15. ¿Cuál es el mejor consejo de belleza que te han dado alguna vez? ¿Quién te lo dio?

Cuando tenía dieciséis años de edad, conseguí un certificado de regalo para hacerme un facial en un spa. Ese fue el mejor secreto que me hayan podido dar. Conocí a una mujer llamada Vera Brown, que me enseñó todo acerca del cuidado de la piel. Por ella, nunca me salieron espinillas. Ella me enseñó a temprana edad a cómo respetar mi piel: No te quedes afuera en el sol, no te acuestes a dormir con la cara sucia y conserva tu piel balanceada.

Angela Visser, Holanda
Miss Universo 1989

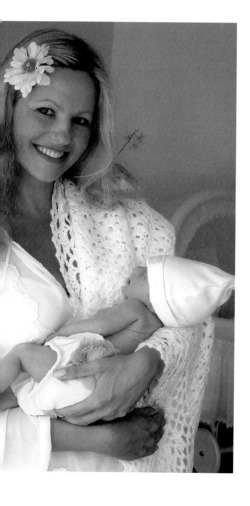

1. ¿Cuándo fue la primera vez que recuerdas haber usado maquillaje?

    Durante una presentación de ballet cuando era una niñita, tendría unos cinco años. Me acuerdo que fue muy emocionante, ¡usar el tutú de bailarina y las pestañas falsas! Realmente no empecé a usar maquillaje hasta que llegué a la adolescencia y sólo de vez en cuando.

2. ¿Con cuánta frecuencia lo usas ahora?

    Casi a diario. La cantidad o qué, depende de la ocasión.

3. ¿Para quién usas el maquillaje?

    Para mí misma.

4. Si te quedaras varada en una isla desierta, ¿qué producto de belleza escogerías tener? ¿Por qué?

    Crema humectante con filtro solar. ¡Podría usarlo en mi cara, mis labios, mi cuerpo, mis uñas, mis pies y mantenerme el cabello hacia atrás con ella!

5. ¿Cuál es tu ritual de belleza favorito?

    Darme una ducha en las mañanas con mi pequeña bebita, Amelie.

6. ¿Cuál es el que menos te gusta y por qué?

    No tengo un ritual que no me guste. Si no me gustara, no haría de ello un ritual.

7. ¿Qué tienes en tu organizador de baño en este momento?

    Un pato, un pulpo y una rana plásticos, jabón líquido *Mustela* para el cabello y el cuerpo infantil; un exfoliador *Kiehl*, champú *Neutrogena*, acondicionador, y un gel de baño; una navaja y crema de afeitar.

8. ¿En qué momento de tu vida te has sentido más hermosa?

Después de dar a luz a mi bebé Amelie; en el momento en que me la pusieron sobre mi vientre, cuando ella y yo nos miramos por primera vez. Nada puede compararse con ese momento. ¡Nunca me he sentido más feliz ni más hermosa!

9. ¿Cómo defines la belleza?

Un espíritu feliz, amoroso y radiante.

10. ¿Qué persona, viva o muerta, representa para ti la verdadera belleza?

Mi mamá. Ella es la inspiración de mi vida.

11. ¿Qué recuerdos guardaste de tu experiencia como Miss Universo? ¿Qué cosas tienen mayor significado para ti?

¡Todo! Claro, además de la corona, todo significa mucho para mí ya que personas de todas partes del mundo me lo regalaron o fue hecho a mano por ellas. Aunque no las conocía, fueron muy buenas y generosas. ¡Nunca podría deshacerme de todas esas cosas! Algo más que significa mucho para mí es cuando dejé las huellas de mis manos en el Paseo de la Fama de Holanda. Me siento muy honrada de ser parte de ese grupo tan increíble de personas.

12. ¿Cuál es tu mejor recuerdo del concurso Miss Universo?

Ver las caras de mis padres y de mi hermano, después que gané. Sus sonrisas y la pequeña bandera holandesa que estaban agitando. Ellos eran tres puntitos en medio de una gran audiencia, pero verlos y saber que fueron parte de esa experiencia, ¡significó todo para mí!

13. Si pudieses cambiar algo del día en que ganaste la corona, ¿qué sería?

Nada, fue un día perfecto.

14. ¿Cuál es tu mejor secreto de belleza?

Amar y ser amada.

15. ¿Cuál es el mejor consejo de belleza que te han dado alguna vez? ¿Quién te lo dio?

¡Sigue sonriendo siempre! Mi mamá.

Brook Lee, EE.UU.
Miss Universo 1997

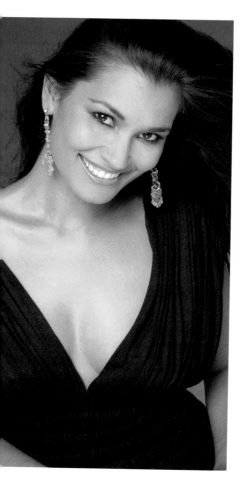

1. **¿Cuándo fue la primera vez que recuerdas haber usado maquillaje?**

   Era muy pequeña, pero sólo era para el escenario. Bailaba *hula-hula* desde que tenía dos años.

2. **¿Con cuánta frecuencia lo usas ahora?**

   Sólo lo uso para el trabajo o para las audiciones, y para salir de noche ocasionalmente. Aparte de eso, me gusta dejar que mi piel respire.

3. **¿Para quién usas el maquillaje?**

   Sobre todo para el trabajo y para salir. Pero cuando me pongo maquillaje, tiendo a sentirme como si estuviera «trabajando».

4. **Si te quedaras varada en una isla desierta, ¿qué producto de belleza escogerías tener? ¿Por qué?**

   ¡Un filtro solar! Bueno, y el bálsamo labial. Me puedo imaginar que estaría asoleado en una isla, y si está desierta, ¿para quién me tengo que ver bien? Además, mientras más pueda preservar mi piel, más «joven» me veré cuando los marineros guapos vengan al rescate.

5. **¿Cuál es tu ritual de belleza favorito?**

   Me gusta hacerme mascarillas en casa o en el *spa*. Me obliga a ir más lento y a tomar las cosas con más calma, porque no puedo ir a ninguna parte o realizar diversas tareas al mismo tiempo con mi cara embarrada.

6. **¿Cuál es el que menos te gusta y por qué?**

   Realmente no me gusta arreglarme las uñas ni de las manos ni de los pies. Es tedioso. Siempre termino quebrándome una. Es un fastidio.

7. **¿Qué tienes en tu organizador de baño en este momento?**

   No tengo un organizador de baño, pero sí el mejor jabón *Listchi*. Me lo dieron como regalo y es de una línea llamada *Fresh*.

8. **¿En qué momento de tu vida te has sentido más hermosa?**

Todavía estoy trabajando en eso.

9. **¿Cómo defines la belleza?**

Pienso totalmente (y sí, es un cliché) que viene de adentro. Si te sientes bien contigo misma, eso irradia; si te sientes cómoda siendo quien eres, serás gentil con todos los demás.

10. **¿Qué persona, viva o muerta, representa para ti la verdadera belleza?**

Otro cliché favorito, Audrey Hepburn. Sin lugar a dudas, esa mujer aceptó cada etapa de su vida, desde la inocencia hasta la muerte, con tanta serenidad y gracia total. Ella es eterna, clásica y verdaderamente hermosa por dentro y por fuera.

11. **¿Qué recuerdos guardaste de tu experiencia como Miss Universo? ¿Qué cosas tienen mayor significado para ti?**

Tengo muchas cosas de ese año. Si hay algo con que puedes contar, además de la corona, es todo lo que te regala la gente de todas partes del mundo. Es difícil escoger una sola cosa. Me imagino que lo más raro que conseguí fue una roca del límite entre las dos Coreas (DMZ). Mi padre estuvo en el servicio militar después de la guerra, y como coreano, es fabuloso saber que la piedra es mitad Corea del Norte y mitad Corea del Sur.

12. **¿Cuál es tu mejor recuerdo del concurso Miss Universo?**

Tengo muchos grandes recuerdos de mi año como Miss Universo. Pero para ser honesta, los que real y verdaderamente se quedaron conmigo son los días en que ejercía la función de Miss Universo y andaba con todo el mundo, así como lo divertido que fue ver que todo resultó bien.

13. **Si pudieses cambiar algo del día en que ganaste la corona, ¿qué sería?**

No cambiaría ni una cosa. Tenía a mi familia, a mis amigos y a la gente de la oficina allí. Fue una sorpresa para todos, pero fue muy divertido.

14. **¿Cuál es tu mejor secreto de belleza?**

Dormir bastante. Duerme tanto como puedas, ¡te ayuda a preservarte por más tiempo!

15. **¿Cuál es el mejor consejo de belleza que te han dado alguna vez? ¿Quién te lo dio?**

Una muchacha muy popular, con muchos talentos, a la que todos querían mucho, y a quien yo admiraba en el coro de la escuela primaria, nos dijo una vez a un grupo de nosotras, que siempre nos limpiáramos la cara con el producto *Sea Breeze* para destaparnos los poros. No uso *Sea Breeze*, pero me lavo la cara todos los días y nunca me voy a la cama con el maquillaje puesto.

Wendy Fitzwilliam, Trinidad y Tobago
Miss Universo 1998

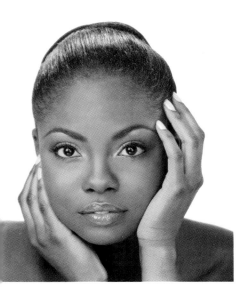

1. ¿Cuándo fue la primera vez que recuerdas haber usado maquillaje?

Cuando recibí el sacramento de la confirmación. Tenía quince años de edad.

2. ¿Con cuánta frecuencia lo usas ahora?

Todos los días de la semana para trabajar y para cualquier evento social.

3. ¿Para quién usas el maquillaje?

Definitivamente para mí misma y para un público que espera que todavía me vea como el 12 de mayo de 1998, por siempre.

4. Si te quedaras varada en una isla desierta, ¿qué producto de belleza escogerías tener? ¿Por qué?

Agua, mucha agua. Es buenísima para la piel, absolutamente necesaria para sobrevivir, y si esa isla no es más que una barra de arena en el océano salado, realmente necesitaría agua. Si tiene su propia fuente de agua limpia y fresca, entonces un tono bonito de lápiz labial rojo, el cual siempre realza cualquier rostro con muy poco esfuerzo.

5. ¿Cuál es tu ritual de belleza favorito?

Un día entero en el *spa*, empezando con un masaje de cuerpo entero, luego un facial, seguido por una manicura y una pedicura.

6. ¿Cuál es el que menos te gusta y por qué?

Depilarme las «cejas desviadas» con pinzas. Mi mamá nunca me advirtió sobre este detalle particular que viene con la vejez.

7. ¿Qué tienes en tu organizador de baño en este momento?

Exfoliador facial *Jencare,* jabón humectante líquido y un par de guantes exfoliadores para el cuerpo.

8. ¿En qué momento de tu vida te has sentido más hermosa?

En los días comunes y corrientes, cuando estoy enamorada, o cuando estoy entusiasmada con un nuevo proyecto. He notado que la forma en que me estoy sintiendo en el momento, afecta mi «resplandor» directamente, y todo el mundo alrededor de mí se da cuenta de inmediato. Aunque nadie más puede identificar por qué, cuando me siento segura y feliz se refleja al instante en la forma en que me veo.

9. ¿Qué persona, viva o muerta, representa para ti la verdadera belleza?

Audrey Hepburn.

10. ¿Qué recuerdos guardaste de tu experiencia como Miss Universo? ¿Qué cosas tienen mayor significado para ti?

Fotos con algunas de mis compañeras delegadas, mi corona y mi banda. Todavía me mantengo en comunicación con algunas de las chicas que conocí. Miss Estados Unidos, Shawnae Jebbia, se ha convertido en una buena amiga mía. Hasta tomamos vacaciones juntas.

11. ¿Cuál es tu mejor recuerdo del concurso Miss Universo?

Tengo dos memorias que compiten por el primer lugar. La primera, es el momento en que gané y cada una de las candidatas corrió a felicitarme. Fue completamente improvisado y con el gran entusiasmo echamos a perder el final de la trasmisión en vivo. La foto que me muestra ganando, en vez de enseñar el momento en que fui coronada, expone el de una Wendy sorprendida con Miss Ghana colgada de mi cuello con mucho entusiasmo y con las otras delegadas tratando de abrazarme y besarme. Mientras tanto, Scott, el coreógrafo, y Brook Lee, la Miss Universo 1997, le estaban rogando a todo el mundo que por favor se echaran hacia atrás por un minuto, para así poder ponerme la corona y la banda, de modo que yo pudiera caminar por la pasarela. La segunda, es la mañana después que gané, cuando me desperté solita y entusiasmada en mi suite, abrí mi puerta y vi a dos de las delegadas de Centro América escribiéndome una nota para desearme lo mejor. Ese fue un momento muy especial para mí, no de los que hacen noticia en cuanto a los concursos de belleza, sino uno especialísimo.

12. Si pudieses cambiar algo del día en que ganaste la corona, ¿qué sería?

Los aretes que usé. Le rogué a Peter, mi amigo y estilista, que por favor me dejara usar aretes más pequeños que combinaran más con mi personalidad y mi manera de vestir. Él insistió en unos grandes, los usé, pero no se vieron bien con esa corona tan grande.

13. ¿Cuál es tu mejor secreto de belleza?

Bebe mucha agua y conserva siempre una actitud positiva en la vida, incluso en medio de grandes dificultades. No hay nada que te haga más vieja que el descontento y la negatividad.

Amelia Vega, República Dominicana
Miss Universo 2003

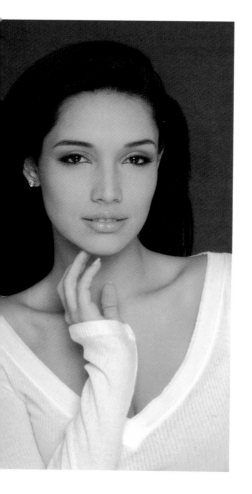

1. **¿Cuándo fue la primera vez que recuerdas haber usado maquillaje?**

   Cuando tenía seis años de edad, mi abuela me dijo que iba a Puerto Rico. A ella le encantaba comprarme cosas, así que le dije que quería unos tacones lindos, uñas postizas y mucho maquillaje. Siempre he sido muy femenina, y me agradaba verme en el espejo fingiendo que era modelo, actriz o cantante.

2. **¿Con cuánta frecuencia lo usas ahora?**

   Cuando no estoy trabajando, no uso mucho. Sin embargo, es algo que me encanta usar. Aun cuando salgo a la farmacia, tengo que llevar algo en mi rostro.

3. **¿Para quién usas el maquillaje?**

   Para mí misma. Quiero verme ante el espejo y decir: «Bien, me gusta como luzco hoy».

4. **Si te quedaras varada en una isla desierta, ¿qué producto de belleza escogerías tener? ¿Por qué?**

   Rímel. Pienso en las lindas muñecas y sus grandes ojos. Creo que los ojos son muy importantes. Podría olvidar el resto de mi maquillaje, pero no el rímel. Lo uso hasta en el gimnasio.

5. **¿Cuál es tu ritual de belleza favorito?**

   ¡Dormir bella! No luces igual después de pasar la noche de juerga. Trato de dormir, al menos ocho horas o más, si es que puedo.

6. **¿Cuál es el que menos te gusta y por qué?**

   Tomar agua. Es difícil crear el hábito, pero es muy importante. Le da cierto brillo a la piel.

7. **¿Qué tienes en tu organizador de baño en este momento?**

   He estado fuera de casa, viajando, durante mes y medio, pero siempre tengo mi esponja de fibra natural. Cuando era pequeña, mi abuela siempre me decía que la usara en los codos y las rodillas; ¡me pone la piel muy suave!

8. ¿En qué momento de tu vida te has sentido más hermosa?

Pienso que la belleza cambia con los años, y cada etapa de la vida tiene su belleza. Creo que fui una chica linda, podría decir que tanto como ahora, la belleza es sentirte cómoda contigo misma.

9. ¿Cómo defines la belleza?

Es diferente para cada persona, aunque es una combinación de lo interior con la belleza externa. Lo más importante es sentirte bella para ti misma, no para agradar a los demás.

10. ¿Qué persona, viva o muerta, representa para ti la verdadera belleza?

En realidad, no puedo nombrar a nadie. Cada quien tiene su tipo de belleza, sea por la manera en que te desenvuelves o por lo bello que sea tu rostro.

11. ¿Qué recuerdos guardaste de tu experiencia como Miss Universo? ¿Qué cosas tienen mayor significado para ti?

Los conservo todos; tengo un cuarto lleno de cajas con cartas y fotografías que envié a mi casa en República Dominicana. Recuerdo que me reuní con una mujer cuyo hijo murió en el ataque a las Torres Gemelas. Ella tenía una pulsera con el nombre de su hijo grabado y una bandera estadounidense. Me dijo: «Mi hijo tenía tu apellido». Entonces se quitó la pulsera y me la dio.

12. ¿Cuál es tu mejor recuerdo del concurso Miss Universo?

Es imposible mencionar uno. Cada día era una aventura diferente, nuevos rostros, nuevos países. Saber que miles de personas vendrían sólo a verte era algo increíble.

13. Si pudieses cambiar algo del día en que ganaste la corona, ¿qué sería?

Haber visto a toda la gente que quería ver. Todo fue tan rápido.

14. ¿Cuál es tu mejor secreto de belleza?

¡Tener un buen novio! Además, usar una loción para dormir y quitarme el maquillaje cada noche, no importa cuán cansada esté.

15. ¿Cuál es el mejor consejo de belleza que te han dado alguna vez? ¿Quién te lo dio?

Ponerme clara de huevo sobre mi rostro, dejarlo secar y luego enjuagarme para quitármela. Te queda la piel como la de un bebé. Me lo dijo mamá.

Jennifer Hawkins, Australia
Miss Universo 2004

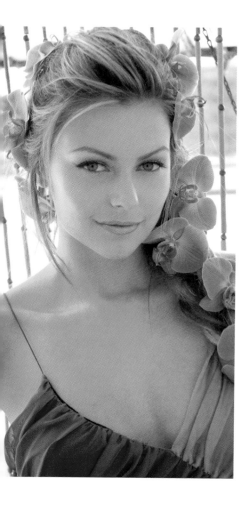

1. ¿Cuándo fue la primera vez que recuerdas haber usado maquillaje?

Tenía cinco años de edad y era mi primera presentación de ballet. Me permitieron usar un lápiz labial rojo brillante y un poquito de rubor. Me encantó.

2. ¿Con cuánta frecuencia lo usas ahora?

En los eventos y cuando salgo en la televisión. Aunque, no mucho. Me gusta la imagen fresca y bronceada.

3. ¿Para quién usas el maquillaje?

Casi nunca lo uso si voy a la playa. Pero si estoy trabajando, me pongo una base, algo para los ojos, rubor y brillo labial. De otra forma, lucirás muy pálida ante la cámara. Cuando salgo con mis amigas a bailar o a una cita, uso un poco. Es divertido ir a cualquier lugar con una apariencia distinta. Pero el maquillaje es bueno sólo para destacar la belleza, no para cubrirla toda.

4. Si te quedaras varada en una isla desierta, ¿qué producto de belleza escogerías tener? ¿Por qué?

Humectante. ¡No puedo vivir sin él!

5. ¿Cuál es tu ritual de belleza favorito?

Lavarme la cara, ponerme una mascarilla, hidratar todo mi cuerpo y usar una crema para los ojos.

6. ¿Cuál es el que menos te gusta y por qué?

La depilación con cera.

7. ¿Qué tienes en tu organizador de baño en este momento?

Jabón líquido para el cuerpo *Lux*, jabón líquido para la cara, una esponja de fibra natural y mi cepillo de dientes. Me lavo los dientes bajo la ducha.

8. ¿En qué momento de tu vida te has sentido más hermosa?

Cada vez que mi mamá y mi papá me dicen que lo soy, porque sé que lo dicen de verdad.

9. ¿Cómo defines la belleza?

Confianza.

10. ¿Qué persona, viva o muerta, representa para ti la verdadera belleza?

Es una pregunta difícil para mí. Mi lista sería muy larga.

11. ¿Qué recuerdos guardaste de tu experiencia como Miss Universo? ¿Qué cosas tienen mayor significado para ti?

Mi libro de contactos, porque tiene la lista de las nuevas amistades que he hecho a través del tiempo.

12. ¿Cuál es tu mejor recuerdo del concurso Miss Universo?

El año entero. Los viajes, las diferentes culturas, los eventos, la alfombra roja. Ir de compras y andar con mi compañera de cuarto, Chelsea Cooley (Miss Estados Unidos 2005), en Nueva York, fue genial. La última noche en el escenario fue muy divertida. Tantas cosas. Me encantó todo.

13. Si pudieses cambiar algo del día en que ganaste la corona, ¿qué sería?

Desearía que mi familia hubiese estado allí. Les dije que no hicieran el viaje hasta Ecuador porque no tenía probabilidades de ganar. Me equivoqué.

14. ¿Cuál es tu mejor secreto de belleza?

Pienso que el agua es la clave para una piel fabulosa.

15. ¿Cuál es el mejor consejo de belleza que te han dado alguna vez?

A veces, menos es mejor. No exageres.

Natalie Glebova, Canadá
Miss Universo 2005

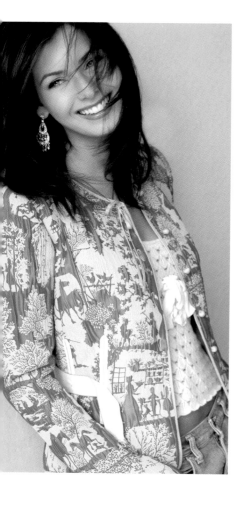

1. **¿Cuándo fue la primera vez que recuerdas haber usado maquillaje?**

   A los catorce años de edad.

2. **¿Con cuánta frecuencia lo usas ahora?**

   Diariamente.

3. **¿Para quién usas el maquillaje?**

   Para salir, especialmente cuando voy a conocer a otras personas.

4. **Si te quedaras varada en una isla desierta, ¿qué producto de belleza escogerías tener? ¿Por qué?**

   Loción humectante. Me gusta sentir mi piel suave y tersa. No me agrada la piel seca y escamosa.

5. **¿Cuál es tu ritual de belleza favorito?**

   Ponerme maquillaje para salir. Especialmente el glamoroso, que es el tipo de maquillaje con el que se puede divertir y ser creativa.

6. **¿Cuál es el que menos te gusta y por qué?**

   Pintarme las uñas, ya que toma muchísimo tiempo. Te tienes que quedar quieta para no estropearte el esmalte. Siempre me daño al menos una.

7. **¿Qué tienes en tu organizador de baño en este momento?**

   Champú, acondicionador, jabón líquido y exfoliador para el cuerpo.

8. **¿En qué momento de tu vida te has sentido más hermosa?**

   La primera vez que alguien me dijo: «Te amo».

9. ¿Cómo defines la belleza?

Una persona bien arreglada, con un estilo personal creativo y con una gran personalidad.

10. ¿Qué persona, viva o muerta, representa para ti la verdadera belleza?

Elizabeth Taylor.

11. ¿Qué recuerdos guardaste de tu experiencia como Miss Universo? ¿Qué cosas tienen mayor significado para ti?

Tengo guardado el libro que contiene todas las fotos de las concursantes, muchas de ellas lo firmaron. Lo guardé y lo leo de tiempo en tiempo; siempre me hace sonreír.

12. ¿Cuál es tu mejor recuerdo del concurso Miss Universo?

Comer juntas en el hotel y en el pasillo donde ensayábamos. También cuando bailábamos juntas y nos contábamos historias de nuestros países.

13. Si pudieses cambiar algo del día en que ganaste la corona, ¿qué sería?

No puedo pensar en nada que deseara cambiar. Fue un momento perfecto y todos mis seres queridos estaban allí para compartirlo conmigo. Pienso que las únicas otras personas que me hubiese gustado que estuvieran allí serían mis abuelos.

14. ¿Cuál es tu mejor secreto de belleza?

Un autobronceador. Te da un bronceado natural sin tener que pasarte un buen rato en el solarium (ni dañarte la piel). El bronceador normal también ayuda bastante.

15. ¿Cuál es el mejor consejo de belleza que te han dado alguna vez? ¿Quién te lo dio?

Mi mamá siempre me dijo: «Dormir es el mejor remedio de belleza». ¡Y tiene razón! Cuando estoy muy descansada me siento y me veo muchísimo mejor.

Fadil Berisha Studios

Greg Harbaugh para Miss Universo L.P., LLLP

Darren Decker para Miss Universo L.P., LLLP

Patrick Prather para Miss Universo L.P., LLLP

Frank L. Szelwach para Miss Universo L.P., LLLP

Miss Universo L.P., LLLP Archives

Getty Images

Rick Day

Kimo Lauer

Mikimoto (America) Co., Ltd.

Farouk Systems, Inc.

Bachrach